AF318960

MANUEL

DE

Médecine
Électropathique

PAR

Le Docteur CALMELS

DE LA FACULTÉ DE MÉDECINE DE PARIS

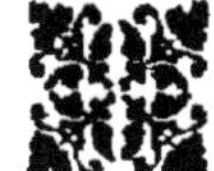

ACADÉMIE ÉLECTROPATHIQUE

DE PARIS

104, RUE D'AMSTERDAM, 104

Ce qu'est l'Electropathie ?

Une méthode de thérapeutique nouvelle, ayant pour objet le traitement et la guérison, par l'Electricité, des affections chroniques, jusqu'ici réputées incurables.

Consultations par Correspondance

Nous devons dire de suite à nos lecteurs que, en dépit de tous nos efforts, il nous est absolument impossible d'arriver à soigner, dans notre clinique même, tous les malades qui veulent se faire traiter par notre méthode. Aussi avons-nous été obligés d'établir un service spécial de correspondance permettant de soigner à distance et chez eux, les malades, et cela aussi bien qu'à notre cabinet. Afin d'arriver à ce résultat nous avons créé des appareils qui ont le double avantage d'être d'un fonctionnement simple et facile et de renfermer tous les éléments essentiels pour les traitements sérieux et scientifiques.

C'est précisément sur ce point que nous appelons l'attention des malades malheureusement trop souvent trompés par les marchands d'appareils quelconques n'ayant rien de médical, et étant incapables de donner un bon résultat même passager.

A ceux de ces malades qui voudront user de ces consultations par correspondance, nous leur demandons de vouloir bien répondre avec la plus grande précision possible aux questions suivantes.

Age, — professions exercées — et profession actuelle du malade.

Les divers symptômes de la maladie pour laquelle il consulte. Et maladies déjà eues.

Les débuts, et depuis combien de temps il souffre.
Tableau des maladies antérieures.

Quels sont les traitements déjà suivis, au besoin joindre les ordonnances déjà prescrites.

Renseignements sur les fonctions organiques : appétit, digestion, selles, urines, sommeil, etc., règles chez les femmes.

Avis important. — Nous prions tous nos correspondants de mettre leur nom et adresse d'une manière bien lisible et complète et de joindre, à la lettre, un timbre-poste de (*0 fr. 15 pour la réponse*).

Ce qu'est l'Électropathie

Depuis nombre d'années, Duchenne de Boulogne a montré quels immenses avantages la médecine pouvait retirer de l'électricité dans le traitement de diverses affections. Les expériences, auxquelles il se livra, n'étaient que le prélude des études plus étendues auxquelles les électrothérapeutes devaient se livrer plus tard, et malgré l'opposition systématique de certains grands maîtres en médecine, les résultats réellement merveilleux, que l'on obtenait, devaient créer une place de choix à l'électricité dans la thérapeutique. Aujourd'hui, il n'est pas de ville, soit à Paris, soit en province, qui n'ait sa clinique d'électricité. Je ne citerai ici que la Salpêtrière où un service d'électrothérapie est fondé depuis longtemps pour le traitement des maladies nerveuses, et je dois ajouter que parmi les nombreuses médications, qu'on a essayées chez les névropathes et les hystériques, l'électropathie seule a donné des résultats réels. Ce n'est pas seulement les maladies nerveuses qui sont efficacement traitées par l'électricité ; on peut dire, avec juste raison, que presque toutes les maladies, depuis les pires formes de la paralysie jusqu'à la simple migraine sont aujourd'hui guéries par un traitement électrique bien compris. Cette supériorité de l'électricité sur les autres traitements est due à ce que ce fluide pénètre chaque organe, nerf, muscle ou tissu quelconque du corps humain. On a d'abord considéré l'électricité comme un simple stimulant ; cette erreur a donné naissance à la démonstration de ce fait, que cet agent thérapeutique possède dans ses effets physiologiques d'indubitables p   iétés toniques et sédatives, qui lui donnent parmi   s autres remèdes une place absolument prééminen...e. Cette place privilégiée en thérapeutique est due à son infaillibilité dans le soulagement de la douleur, même dans le cas où tout autre spécifique a été essayé sans succès. De plus, ce traitement est bien supérieur à celui qui consiste à administrer des opiats, des injections sous-cutanées de morphine ou autre narcotique, dont tout le monde aujourd'hui connaît les graves inconvénients. Ce sont des produits dont on ne peut limiter l'action. Introduits par absorption dans l'économie, ils sont transportés dans toutes les parties du corps où tout en calmant momentanément la douleur, ils produisent des ravages irréparables, tandis que l'action d'un courant électrique peut être restreinte, élargie ou localisée dans un organe particulier, une partie déterminée du corps humain.

D'ailleurs, il n'est plus besoin aujourd'hui de démontrer les effets salutaires de l'électricité sur le système nerveux ; son pouvoir de raviver la contraction musculaire, son influence indiscutable sur les fonctions nutritives. Chaque fois que la circulation a besoin d'être accélérée, que les organes fonctionnels doivent être excités, la sécrétion et l'excrétion régularisées, ou que l'on veut obtenir une digestion régulière et assurer ainsi une bonne assimilation des aliments, l'électricité est indiquée comme un remède souverain.

Il n'est plus question de savoir si on doit employer l'électricité en médecine, et quels résultats elle peut donner ; mais plutôt de savoir ce qu'elle pourra encore accomplir de merveilles et devant les nouvelles découvertes que l'on fait tous les jours, il serait téméraire de fixer une limite à sa sphère d'utilité comme agent curatif, et bien qu'elle ait fait jusqu'ici de grands progrès, il lui reste encore beaucoup à découvrir. Les innombrables services qu'elle rend actuellement en soulageant les souffrances de l'humanité, la désignent comme le traitement de l'avenir. C'est de ce côté que doivent se porter les efforts de ceux qui se sont imposés le devoir de guérir les maux de l'humanité. C'est le but que nous poursuivons avec ardeur et avec d'autant plus d'énergie que nos efforts ont toujours été récompensés par des résultats merveilleux.

Dr CALMELS.

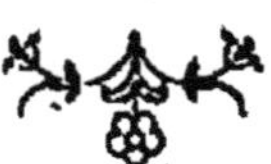

L'OZONE

Ses propriétés physiques et chimiques
ses applications médicales

Parmi les éléments indispensables au bon fonctionnement de notre organisme, l'air occupe sans contredit la première place. Il est donc du plus haut intérêt pour chacun de nous de veiller sur l'air que nous respirons.

Aussi à la première alerte, aux premières atteintes d'une affection des voies respiratoires, voyons-nous le médecin conseiller à son client, soit la mer, soit la campagne ; il est urgent avant tout de l'éloigner de l'air confiné des villes. Bien plus, tous les habitants des grands centres, même ceux qu'aucune maladie n'a effleurés, éprouvent, chaque année, le besoin de retremper en quelque sorte leurs bronches et leurs poumons dans un bain d'air plus pur et plus frais. D'où cet exode vers la mer ou vers la campagne aux approches des grandes chaleurs.

On revient plus léger, plus dispos ; on éprouve un bien-être qu'on ne connaissait pas ; malheureusement l'efficacité du remède n'aura qu'une action éphémère ; ses effets bienfaisants auront bientôt disparu, dès que nous serons replongés dans les mauvaises conditions d'hygiène dont nous avions eu la chance de nous éloigner pendant quelques jours.

En présence de cette amélioration passagère chez les débilités, de cet accroissement de forces de peu de durée aussi chez les gens valides, on devait se demander quelle cause il fallait invoquer. Le devoir du médecin allait plus loin : il devait chercher à rendre permanent le remède passager, à capter, pour ainsi dire, la source de santé, une fois découverte, pour en répandre ensuite, avec la plus large profusion, les merveilleux effets.

D'après les savants, la composition de l'air libre est partout *chimiquement* la même. Partout on retrouve dans les mêmes proportions, ou à d'infimes différences près, ses éléments essentiels (oxygène, azote, acide carbonique). L'air des villes contient en suspension des microorganismes en quantité parfois prodigieuse, alors que l'air de la mer et l'air de la campagne n'en contiennent presque pas. Après de longues et patientes recherches, les savants sont à peu près unanimes à reconnaître dans l'air de la mer ou de la campagne, un corps spécial qui n'existe pas dans celui des villes, et dont la présence suffit à empêcher l'éclosion des microbes.

Ce corps spécial n'est autre que l'ozone dont la découverte remonte à 1840. C'est à l'ozone qu'est due l'action bienfaisante produite par l'air de la campagne ou de la mer sur les voies respiratoires, c'est l'ozone que nous avons pu arriver enfin à produire artificiellement et dont la puissance thérapeutique éclate chaque jour plus grande par les merveilleuses cures, qu'il nous permet à chaque instant d'enregistrer.

On nous pardonnera d'entrer dans quelques détails

sur l'étude de ce puissant agent à qui la médecine est redevable de tant de guérisons.

En 1840, Schœnbein constata que l'oxygène dégagé dans la décomposition de l'eau par la pile, possédait une odeur particulière. Il la compara à celle qui se dégage de l'oxygène que vient de traverser une étincelle électrique. C'est l'odeur particulière que connaissent tous ceux qui se sont trouvés dans le voisinage d'une machine électrique en fonctionnement. Elle est difficile à décrire bien qu'elle ne puisse être confondue avec aucune autre. Pour certains, elle rappelle l'odeur de la mer et, pour d'autres, celle du phosphore. Schœnbein appela cet oxygène modifié ozone (de οζω, je sens).

L'ozone n'est que de l'oxygène modifié par l'électricité. Cette modification s'opère par condensation. Quand on fait passer une série d'étincelles électriques dans de l'oxygène, on constate la diminution du volume du gaz au fur et à mesure que l'ozone formé est en quantité plus grande. Si, au contraire, on détermine la destruction de l'ozone en élevant la température, par exemple, le volume du gaz redevient ce qu'il était primitivement.

La densité de l'ozone est égale à 1/6 de la densité de l'oxygène. L'oxygène transformé en ozone n'occupe plus que les 2/3 du volume primitif.

Préparation. — Déjà en 1783, Van Marum avait remarqué que l'oxygène renfermé dans un tube de verre, et soumis à l'action d'une série d'étincelles électriques, acquiert une odeur particulière et possède la propriété de se combiner avec le mercure à la température ordinaire. Cette expérience était oubliée, quand Schœnbein fit connaître les propriétés curieuses de l'ozone. On produit ce corps :

1° Par la pile. — La décomposition de l'eau par la pile

électrique donne de l'oxygène contenant un peu d'ozone, à la condition que l'électrode positive soit formée d'un métal inoxydable, et que l'eau ne contienne aucun corps susceptible de s'emparer de l'oxygène naissant. On se sert en général comme électrodes, de lames d'or ou de platine. On peut aussi employer le plomb. On obtiendra plus d'ozone avec de l'eau acidulée contenant un peu d'acide chromique qu'avec l'eau acidulée ordinaire. Plus la température est basse plus grande sera la quantité d'ozone obtenue. C'est pour cela qu'on entoure d'eau froide le tube dans lequel s'opère la décomposition.

2° Par les étincelles électriques. — On fait passer une série d'étincelles dans un tube plein d'oxygène et auquel sont soudés deux fils de platine. Le tube plongé dans une dissolution d'iodure de potassium. Il se forme alors de l'ozone qui est peu à peu absorbée; la plus grande partie de l'oxygène se transforme en ozone. On a reconnu que pour ozoniser la plus grande quantité d'oxygène possible au moyen du courant électrique, il ne fallait pas des étincelles brillantes. Un courant d'électricité diffuse s'échappant de plusieurs fils très fins réunis en faisceaux à l'une de leurs extrémités, est préférable.

La proportion d'oxygène qui prend naissance dans un volume donné d'oxygène, dépend de la température à laquelle on opère.

A 20° on n'ozonise que 0,10 d'oxygène; à 0° on en ozonise 0,15; à — 25° environ 0,21 et à — 88 environ 0,80.

(Hautefeuille et Chappuis.)

3° Par oxydations lentes. — L'oxydation lente du phosphore au contact de l'air produit toujours une certaine quantité d'ozone. On prend un ballon dans lequel on a versé une petite quantité d'eau, de façon que les bâtons de phosphore ne soient pas submergés. On fait passer à l'aide d'un aspirateur, un très lent courant d'air. On obtient ainsi de l'acide phosphoreux et de l'acide phosphorique et en outre une petite quantité d'ozone qui va réagir sur les réactifs placés dans l'aspirateur.

L'oxydation lente de l'essence de térébenthine conduit au même résultat ; si on agite à l'air l'essence de térébenthine, le gaz acquiert les propriétés de l'ozone.

4° Par le bioxyde de baryum. — En faisant réagir l'acide sulfurique sur le bioxyde de baryum à une température inférieure à 75° on obtient de l'oxygène ozonisé (Expérience de Houzeau). On verse dans une éprouvette de l'acide sulfurique concentré auquel on ajoute ensuite du bioxyde de baryum. Un papier amidonné et imprégné d'iodure de potassium, suspendu dans l'éprouvette, devient bleu au bout de très peu de temps.

De toutes ces méthodes, la seule vraiment pratique pour produire en quantité l'ozone, est celle qui a l'action électrique comme base. Ainsi que nous l'avons dit, un courant d'électricité diffuse (effluve) est préférable à l'action des étincelles électriques, parce que ces dernières produisent de la chaleur qui détruit partiellement l'ozone à mesure qu'il se forme.

Propriétés physiques. — L'ozone est un gaz. 1/1000 partie de ce gaz dans l'atmosphère suffit à produire une odeur appréciable. Il paraît incolore sous une petite épaisseur, mais il est, en réalité, d'une couleur bleue. Hauteville et Chappuis prétendent que la couleur du firmament est due, en grande partie, à la couleur bleue de l'ozone.

L'ozone se liquéfie plus facilement par compression que l'oxygène, moins facilement que l'acide carbonique. Il a été liquéfié à la température de — 105° sous la pression de 125 atmosphères en un beau liquide bleu indigo. L'oxygène ozonisé comprimé lentement à 75 atmosphères dans l'appareil Cailletet prend une belle couleur bleue ; si on lui permet une expansion subite on voit aussitôt un nuage se produire. On ne pourrait obtenir un résultat analogue avec de l'oxygène pur qu'avec une pression de 300 atmosphères.

Propriétés chimiques. — Plusieurs corps peuvent décomposer l'ozone par simple contact, sans subir eux-mêmes aucune altération, le charbon en poudre, l'argent sec, les bioxydes de cuivre ou de manganèse. Au contact de l'eau oxygénée, l'ozone passe à l'état d'oxygène ordinaire en décomposant une quantité de bioxyde d'hydrogène capable de dégager un volume d'oxygène égal à celui de l'ozone. Il en résulte que partout où ces deux corps peuvent prendre naissance simultanément, on ne rencontre que des traces de chacun d'eux.

L'ozone formé avec absorption de chaleur se décompose avec dégagement de chaleur, à 250° s'il est sec, humide, il se décompose à 100°.

L'ozone possède des propriétés oxydantes bien supérieures à celles de l'oxygène ordinaire.

L'ozone sec est absorbé par l'iode et le mercure.

L'ozone humide oxyde à froid, non seulement les métaux facilement oxydables comme le fer, l'étain, le plomb, mais aussi le mercure, l'argent.

Réactifs. — L'ozone décompose l'iodure de potassium en présence de l'eau ; il s'unit au potassium pour former la potasse et met en liberté l'iode qui colore l'amidon en bleu. On a utilisé cette réaction pour reconnaître la présence de l'ozone : un papier amidonné imprégné d'iodure de potassium, bleuit dans l'oxygène qui contient de l'ozone. Une dissolution d'iodure contenant de l'amidon, se colore très rapidement au contact de simples traces d'ozone.

Ce réactif n'a qu'une valeur relative, on ne peut se reposer entièrement sur ses données, parce que le papier amidonné et ioduré a l'inconvénient de se colorer, comme l'a montré Cloez, sous d'autres influences que celle de l'ozone. Il bleuit sous l'influence des vapeurs nitreuses qui oxydent le potassium ; il bleuit sous l'influence des huiles essentielles exhalées par certaines plantes et aussi sous l'influence d'une vive insolation. Houzeau a proposé l'emploi du papier de tournesol coloré en rouge vineux et imprégné d'iodure de potassium. Ce papier bleuit sous l'influence de l'ozone qui décompose l'iodure et donne de la potasse. Ce papier résiste à l'action de la lumière.

L'air des villes contient peu d'ozone, *quand il en contient*. Houzeau a trouvé que l'air de la mer était celui qui en contenait la plus forte proportion. On le trouve plus abondant par les temps de pluie et surtout après les tempêtes. Des observations journalières ont été faites pendant plusieurs années à l'Observatoire de Montsouris sur les proportions de l'ozone contenu dans l'air. On a pu constater que la direction du vent exerçait sur ces proportions une très grande influence. Les vents qui viennent de la région située entre le sud et l'ouest apportent une grande quantité d'ozone. Marie Davy disait que, lorsqu'une tempête traversait la France de l'ouest à l'est ou inversement, toutes les régions situées au sud contenaient de l'ozone en grande quantité, tandis qu'on n'en trouvait presque pas au nord.

L'origine de l'ozone dans l'air est donc due à l'influence de l'électricité atmosphérique ; Cloez a indiqué encore d'autres sources, quoique bien moins importantes. Il plaçait quelques plantes sous une grande cloche de verre qu'il faisait traverser par un courant d'air humide. A la sortie de la cloche, cet air passait dans un tube contenant du papier épreuve soumis à l'influence de la lumière : quand les plantes qui avaient servi à l'expérience renfermaient des huiles essentielles, le papier épreuve bleuissait, dans le cas contraire, il restait blanc.

Certains observateurs ont prétendu que dans les localités boisées on ne trouvait pas de traces d'ozone. Cloez a démontré que l'ozone existait toujours et en assez forte proportion dans le voisinage des arbres résineux. L'influence des substances ou essences odoriférantes et volatiles émanées de certains végétaux sur la production de l'ozone peut être comparée à l'action du phosphore et à celle de l'essence de thérébentine. Berthelot a démontré que l'oxydation de l'essence de thérébentine ne créait pas, à proprement parler, de l'ozone, mais augmentait seulement le pouvoir oxydant de l'oxygène, ce qui, au point de vue pratique, revient absolument au même.

L'ozone possède une puissance antiseptique très grande.

D'après Schœnbein, la présence de 1/16000 en volume d'ozone dans l'air suffit à désinfecter un volume d'air chargé d'émanations de viande putréfiée 520 fois plus considérable.

Chappuis, après avoir imprégné de poussières atmosphériques des flocons de coton, en soumit une partie à l'action d'un courant d'air ozonisé et ne fit subir aucune préparation au reste. Il renferma les flocons ozonisés et les autres dans une préparation fermentée contenue dans des tubes. Au bout de quelques jours il se forma un précipité dans les tubes qui contenaient le coton qui n'avait pas été soumis à l'action de l'ozone; le liquide des autres tubes était resté limpide et clair, vingt jours après le commencement de l'expérience. On voit par là, sans qu'il soit nécessaire d'insister, quelle action puissante exerce l'ozone sur les germes atmosphériques susceptibles de se développer dans les bouillons de culture. La déduction logique de cette expérience est que l'ozone a pour fonction, dans la nature, de détruire les germes épidémiques et les produits volatils de putréfaction contenus dans les matières organiques azotées.

Des propriétés aussi précieuses que celles dont l'étude approfondie de l'ozone a révélé l'existence, ne pouvaient longtemps rester sans utilisation. Nous ne nous arrêterons pas aux grands services qu'elles rendaient à l'industrie, le but de cette étude étant limité aux applications pratiques que la médecine peut faire de l'ozone, considéré comme agent thérapeutique.

Emploi de l'Ozone en médecine

Plusieurs auteurs ont cru que la présence du choléra, à l'état endémique, dans certaines régions était due à l'absence de l'ozone. Cette théorie n'est pas encore suffisamment démontrée par les faits, pour que nous puissions l'admettre complètement, pas plus, d'ailleurs, que celle qui prétend que l'ozone serait en moindre quantité en période d'épidémie. De nombreux médecins, toutefois, recommandent l'emploi de l'ozone comme moyen préventif et même curatif du choléra. En 1884, lors de l'épidémie du choléra qui sévit en France, les principaux médecins français qui se livraient, à cette époque, à l'étude de l'électricité (Tripier, Vigouroux), recommandaient, dans les hôpitaux, l'usage de l'électricité statique comme moyen de produire l'ozone. Les machines électriques remplissent, en effet, les conditions nécessaires pour la production de l'ozone Toutes les surfaces chargées d'électricité influencent l'oxygène de l'atmosphère qu'elles ozonisent ; d'où l'odeur d'ozone que l'on sent quand ces machines fonctionnent. Les effets heureux de l'électrisation statique ont été attribués pour une large part, avec beaucoup de vraisemblance à la quantité d'ozone contenu dans l'atmosphère et respiré pendant les applications, on en est venu à chercher un système d'inhalation d'air ozonisé qui fut régulière et méthodique. L'inhalation d'ozone trouvait son application dans toutes les affections où il était nécessaire d'accélérer la combustion organique, c'est-à-dire dans toutes celles que le professeur Bouchard a classées sous la dénomination générale de *nutrition ralentie*, l'énumération en est longue : ce sont l'anémie, la chlorose, le lymphatisme, la scrofule, le rhumatisme, la goutte, le diabète..... le catarrhe, l'emphysème, la tuberculose, à ses divers degrés, l'asthme, la dyspnée, etc., et peut-être doit on y ajouter la diphtérie.

Dans le plus grand nombre de ses affections on a constaté que la franklinisation réussissait mieux que tout autre remède, son action n'était cependant pas parfaite, parce qu'elle était trop générale ; elle agissait trop sur l'activité des parties organiques et sur le système nerveux. Il fallait trouver un remède plus local et plus immédiat dans les affections des bronches, par exemple. Dés expériences répétées nous apprennent qu'on a pu, avec succès, placer des malades dans une cloche d'air comprimé ou les obliger à respirer de l'oxygène directement. Si l'action thérapeutique de l'oxygène est maintenant bien établie, à plus forte raison apparaît le pouvoir curatif de l'ozone qui est un oxydant plus puissant et un antiseptique énergique. Tout le monde est d'accord sur ce point, en théorie. Dès qu'il s'agit d'utiliser les grandes propriétés de l'ozone, de les faire entrer dans la pratique, nous ne trouvons plus la même entente. Beaucoup de médecins ont une aversion d'autant plus profonde qu'elle est moins raisonnée pour tout ce qui, de près ou de loin, touche à l'électricité. D'autres ont reculé devant l'emploi de l'ozone, faute d'un appareil pratique pour le produire ; d'autres, enfin, ont trouvé que le remède était pire que le mal. Ils ont accusé l'ozone, mêlé en forte proportion à l'air, de provoquer de la toux, des irritations, de l'inflammation catarrhale de la muqueuse, des bronches et même des hémorragies.

Cette assertion souvent renouvelée, bien que sans vérification ni preuve, a intimidé les expérimentateurs. Les méfaits qu'on attribue à l'ozone, ne sauraient, *disons-le bien haut*, lui être imputés à aucun titre. Quand l'ozone est produit par l'étincelle électrique, l'azote de l'air est en même temps décomposée en peroxyde d'azote et en ammoniaque, substances qui ont des propriétés irritantes.

En évitant la formation de ces substances, comme nous le faisons avec nos appareils, nous obtenons de l'ozone complètement pur, dont les inhalations sont absolument inoffensives. Leur action s'exerce surtout sur le phénomène essentiel de la respiration.

Le bon fonctionnement des voies respiratoires a paru de tout temps de la plus haute importance à tous les médecins. Il convient de le décrire en quelques mots.

La respiration est constituée par l'échange incessant des gaz que contient le sang veineux avec l'oxygène que fournit aux globules l'air atmosphérique, au moment où ces éléments gazeux et liquides se trouvent en contact presque direct dans les dernières ramifications des bronches, les alvéoles pulmonaires. C'est là que l'épithelium pulmonaire, pellicule d'une ténuité incomparable, permet au sang veineux d'exhaler l'acide carbonique, produit de la combustion organique et d'absorber l'oxygène, d'autant plus vivifiant qu'il est plus chargé d'ozone. Le sang veineux, au contact de ce nouvel élément perd sa couleur noirâtre pour devenir d'un beau rouge vermeil. Il passe alors dans l'oreillette gauche, traverse le ventricule gauche pour aller de l'aorte dans les artères, distribuer dans tous les organes la puissance et la vie.

Mais en raison de l'immense travail qui leur incombe et de l'extrême délicatesse de leur constitution, les voies respiratoires sont susceptibles, au premier chef, de nombreuses altérations.

Ces altérations prennent des noms différents suivant la partie de l'organisme qu'elles affectent. Ce sont les bronchites chroniques, les dilatations de bronches, les cavernes pulmonaires, la gangrène pulmonaire, la fluxion de poitrine, l'emphysème, l'asthme, le catarrhe fétide, etc.

Quand les voies respiratoires par suite de quelques altérations ne fonctionnent plus régulièrement, la quantité d'oxygène absorbé par le sang est moins considérable et l'action qu'il produit insuffisante. Il faut remédier à cet état de choses si l'on ne veut s'exposer à voir le malade aller dépérissant. Heureusement, la médication efficace dont nous disposons n'est ni longue ni compliquée. Il suffira de quelques inhalations d'ozone pur, tel que nos appareils le produisent, pour faire tout rentrer dans l'ordre.

Nous n'avons guère parlé jusqu'ici que des propriétés oxydantes de l'ozone qui, nous l'avons vu, nous rendent de si précieux services. L'ozone est encore un puissant antiseptique ; le plus puissant certes de ceux qui peuvent pénétrer dans nos organes pour y donner la chasse aux microbes, sans produire plus de désordres qu'ils n'en suppriment. Presque tous les antiseptiques connus et employés sont des poisons violents dont l'action dans notre organisme est forcément délétère ; l'ozone, au contraire, est absolument inoffensif ; il nous débarrasse radicalement de tous les microbes qui se trouvent sur son passage.

D'où les immenses ressources que nous fournit l'ozone, pour lutter avec succès contre l'un des plus grands fléaux de l'humanité, celui sûrement qui fait annuellement le plus de victimes, le sagace lecteur nous a prévenu, il a reconnu la terrible phtisie pulmonaire.

Une méthode très en faveur aujourd'hui pour le traitement de la phtisie pulmonaire est la suivante : on expose, jour et nuit, les malades au grand air, en toute saison.

Cette médication outre qu'elle présente de nombreux inconvénients ne peut avoir qu'une action restreinte sur la marche de la maladie. Les médecins qui l'emploient ont reconnu la vertu curative de l'ozone mais n'osent pas mettre en pratique le traitement qui leur paraît vrai en théorie. L'ozone est en quantité trop faible dans l'atmosphère ; son action ne suffit pas à réparer un organisme délabré, à accélérer la combustion organique insuffisante et à détruire les microbes qui se multiplient avec une rapidité inouïe dans un terrain favorable. Il est alors nécessaire d'administrer l'ozone à dose forte. Nos appareils répondent admirablement à ce besoin. Ils sont établis sur des données certaines pour atteindre ce but précis. Des expériences répétées nous ont démontré, avec la plus claire évidence, que nous n'avons pas fait fausse route en les recommandant à nos malades. Sans les exposer au froid et à tous les inconvénients inhérents à la méthode dite du *grand air*, nous avons pu utiliser à leur profit, toutes les propriétés oxydantes et antiseptiques de l'ozone.

Nos appareils sont traversés par un courant électrique continu. L'air extérieur pénètre par une petite ouverture et sort transformé en ozone par un large pavillon devant lequel se tient le malade en traitement. Du papier épreuve placé sur le passage de l'ozone indique par sa nuance plus ou moins prononcée, la dose d'ozone produite par l'appareil. Des inhalations de quelques minutes, répétées plus ou moins souvent dans la même journée, suivant les indications que nous fournissons, d'après la gravité de l'affection à combattre, suffisent à amener une rapide guérison. Le maniement de l'appareil est d'une simplicité enfantine et ne présente aucun danger

LES ÉLÉMENTS ÉLECTROPATHIQUES

Elément, en électricité veut dire pile. Une pile, tout le monde le sait, est un générateur d'électricité. Découverte par le célèbre physicien italien, Volta, en 1799, la pile voltaïque a été transformée de mille façons. Mais tous ces perfectionnements, toutes les formes diverses, qu'elle revêt de nos jours, ne changent en rien le principe immuable de la première pile voltaïque, sur lequel toutes sont basées. Ce principe repose sur ce phénomène : Deux métaux hétérogènes mis en présence d'une substance qui agit chimiquement sur l'un d'eux, développent un fluide appelé fluide électrique, lequel a des propriétés physiques, chimiques et physiologiques diverses, aujourd'hui bien déterminées. Ce fluide est produit par la pile, en quantité d'autant plus grande que les éléments, qui constituent l'appareil, ont plus d'affinité les uns pour les autres. L'ensemble de cet appareil est appelé couple ou élément Voltaïque, du nom de son inventeur, Volta.

Dans le premier élément imaginé par Volta, il était nécessaire d'employer de l'eau acidulée d'acide sulfurique ; mais à la suite de perfectionnements et de recherches constantes on a fini par découvrir plusieurs substances remplaçant avantageusement l'acide sulfurique, et l'Académie Electropathique de Paris, en particulier, a créé l'Elément Electropathique qui est à ce jour le dernier mot de la perfection dans ce genre d'appareil. L'Elément Electropathique est composé d'un mélange de plusieurs substances, combinées entre elles de manière à obtenir le maximum d'effet pour un minimum de proportions dans les dimensions de l'appareil. Nous n'entrerons pas dans les détails de sa fabrication, ce qui nous mènerait un peu loin, et ce que le cadre de cet ouvrage ne nous permettrait pas.

L'Elément Electropathique, véritable appareil électrique, entre en action aussitôt qu'il est en contact avec l'épiderme. Cette action est d'autant plus énergique que la peau est chaude et dans un état de moiteur suffisante. C'est pourquoi les Eléments se portent la nuit seulement ; la chaleur du lit déterminant toujours une légère transpiration.

C'est ici que nous jugeons utile d'ouvrir une parenthèse au sujet de certaines maisons, qui vendent de prétendues plaques électriques, et cela grâce à l'énorme réclame qu'elles font. Or, ces plaques sont simplement composées d'un morceau de cuivre soudé ou même simplement agrafé à un morceau de zinc. On comprendra facilement qu'un semblable instrument n'a absolument rien d'électrique. Nous signalons ce fait au public afin de le metttre en garde contre ces industriels qui ne voient dans ce commerce qu'une exploitation facile du malade.

L'Elément Electropathique aussitôt appliqué sur la peau développe ce qu'il est convenu d'appeler, un courant électrique ; mais ce qui est plus exact, une différence de potentiel entre ces deux pôles épanouis en deux plaques métalliques. Cette différence de potentiel, tend constamment à se faire équilibre, et absorbe ou rejette une certaine partie du fluide. Voilà pourquoi nous voyons la peau devenir rouge sous l'Elément après une heure environ d'application, puis après un jour ou deux de traitement surgir une certaine quantité de boutons. Ceci n'est pas une règle absolue, car suivant les tempéraments, les boutons apparaissent en grande quantité, ou simplement clairsemés, ou encore pas du tout. Il y a donc pas lieu de se baser sur cet effet pour en conclure du plus ou moins d'action des éléments. C'est le fluide seul qui pénétrant dans la masse des chairs en se servant des nerfs comme conducteurs, apporte dans l'état général des modifications heureuses. Par son action lente, douce mais continue, l'Elément Electropathique, ramène le potentiel humain à sa valeur normale et par suite, rétablit cet équilibre des fluides, inhérent à une bonne santé.

Mais, il ne faudrait pas croire que la guérison soit pour cela immédiate. Non, cet équilibre est rompu lorsque l'Elément-Electropathique est enlevé et l'on voit revenir la douleur quelques heures après. C'est pour cela que le traitement demande à être repris et prolongé pendant plusieurs nuits. La régularisation s'établit alors peu à peu d'une manière normale, même en l'absence des Eléments Electropathiques, et l'on arrive insensiblement au résultat définitif, qui est la guérison.

Il est essentiel de ne porter les Eléments que la nuit et de les enlever le jour. On pourrait croire qu'en les portant constamment on arriverait plus rapidement à un bon résultat; il n'en est rien, car dans ce cas, il ne tarderait pas à s'établir une accoutumance, qui réclamerait une quantité toujours croissante de courant, d'où obligation d'ajouter chaque jour des Eléments de plus.

Comme on le verra plus loin, dans les différentes affections traitées dans ce manuel, les Elément Electropathiques ont de nombreuses applications.

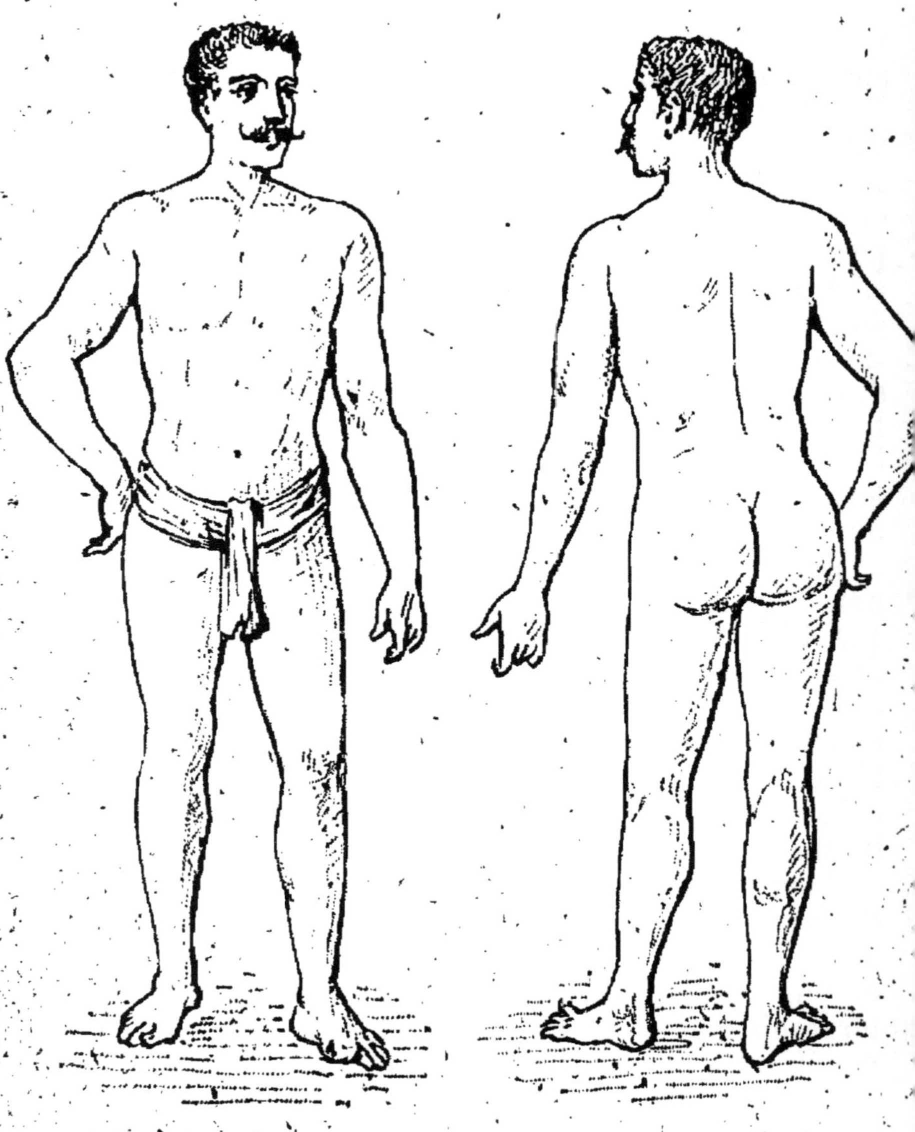

Figures où sont indiqués, par le Docteur, les endroits où doivent être appliqués, dans chaque cas particulier, les Eléments Electropathiques.

Leur action s'étend sur tout le système nerveux. Ils agissent également comme décongestionnant en attirant le sang à un point donné pour dégager l'organe envahi.

Dans les affections peu graves de l'estomac, les Eléments Electropathiques agissent comme régulateur et comme stimulant en favorisant les contractions chez les estomacs, dits paresseux.

Dans les cas de rhumatisme, goutte, paralysie, les Eléments Electropathiques joints à un traitement électrolyseur ou névropathique sont indispensables pour arriver à un résultat pratique et sûr.

Dans les cas de congestion du foie, des reins, du cerveau, dans les maladies chroniques de la moelle, dans l'hystérie, l'épilepsie, les migraines, etc., les Eléments Electropathiques seuls ou combinés avec un autre traitement statique ou dynamique, font merveille et nous ont toujours donné les résultats les plus concluants.

Comme préventif de bien des maladies, l'Elément Electropathique appliqué sur la région affectée dès les premiers troubles, fait avorter une affection qui bien souvent serait mortelle.

Aussi voudrions-nous voir chaque famille posséder toujours quelques Eléments Electropathiques de manière à avoir sous la main ce moyen de guérison si simple et si efficace. On peut ainsi parer immédiatement à presque tous les cas de maladies dont nous sommes menacés. Cela est d'une réalisation d'autant plus facile que l'Elément Electropathique se conserve des mois entiers sans s'altérer aucunement, s'il n'est pas utilisé.

Maladies de l'Appareil respiratoire

L'asthme

L'asthme est une affection, qui se traduit par une gêne respiratoire de forme spéciale. Elle est plus fréquente chez l'homme et à l'âge adulte : On a donné de nombreuses causes de cette maladie. On a fait intervenir l'hérédité, l'absorption de vapeurs ou de poussières irritantes, l'infection paludéenne. Quelques observateurs ont remarqué que les asthmatiques étaient plus nombreux dans les grandes villes, les pays chauds et secs, que dans une atmosphère humide ou au bord de la mer.

Aucune de ces théories n'est complètement satisfaisante ; nous signalerons cependant deux facteurs, qui semblent jouer un rôle considérable dans l'étiologie de l'asthme : *l'arthritisme* et le *nervosisme* et on admet aujourd'hui que l'asthme est une névrose se rencontrant le plus souvent chez un arthritique, aussi cette affection est rarement unique et est accompagnée presque toujours de catarrhe bronchique ou d'emphysème pulmonaire.

Les accès se déclarent brusquement, le plus souvent pendant la nuit ; le malade s'est couché en bonne santé sans aucun malaise, tout à coup après une heure et demie de sommeil, il s'éveille soudain, avec la sensation d'un poids énorme qui lui écraserait la poitrine, il est inquiet, anxieux, cherche à aspirer l'air avec force et ne peut le faire. Il court à la fenêtre qu'il ouvre toute grande, croyant respirer plus facilement et remplir ses poumons avides d'oxygène, ou bien il s'assied sur son lit. La face d'abord pâle, devient bientôt violacée, les yeux sont saillants et grands ouverts, le visage inondé de sueur, les pieds, les mains et les jambes sont refroidis. La respiration d'un asthmatique est caractéristique, l'expiration est prolongée et sifflante interrompue par des inspirations courtes et très pénibles. La toux d'abord sèche devient grasse vers la fin de l'accès qui varie de une à plusieurs heures et se termine par l'expulsion d'une grande quantité de crachats mousseux.

Il est rare que l'accès soit unique, il se répète assez souvent mais sans aucune régularité. Le malade devient *tousseur*, il est voûté et essoufflé au moindre effort, en un mot il prend le physique asthmatique ; dès lors, l'affection est chronique et comme telle est rangée au rang des incurables.

On a essayé de nombreux traitements qui n'ont donné aucun résultat ou qui ont simplement amené une légère amélioration passagère, un seul est arrivé à faire disparaître totalement la maladie c'est le traitement électropathique. Grâce à des inhalations d'ozone, les poumons reprennent leur élasticité et leur vigueur premières, les accès deviennent de plus en plus rares et avec une bonne hygiène la guérison est assurée. Il est bon en même temps de combattre l'élément nerveux, qui existe presque toujours dans l'asthme, et rend les accès si douloureux, l'application de quelques éléments électropathiques suffit à produire ce résultat.

———

L'Emphysème pulmonaire

L'asthme n'est pas la seule affection pulmonaire que l'électropathie est arrivée à guérir, toutes les maladies qui ont pour cause, une lésion fonctionnelle du poumon, sont justiciables d'un traitement par l'électricité; je ne citerai que les maladies les plus fréquentes, telles que l'emphysème, la coqueluche, la bronchite chronique et surtout l'affection la plus commune et la plus terrible, la tuberculose pulmonaire, à laquelle nous consacrerons un article spécial dans ce manuel et dont la guérison a fait une place de choix à l'électropathie en thérapeutique.

L'emphysème est une affection caractérisée par la dilatation et la fusion d'alvéoles aériennes plus ou moins nombreuses. Cette dilatation est due, tantôt à des accès de toux causés par une bronchite, une broncho-pneumonie, ou la coqueluche, tantôt à des efforts violents et répétés dans certaines professions, ou à l'absorption de vapeurs ou de gaz irritants. L'arthritisme et l'hérédité jouent ici un rôle moins important qu'on a voulu le dire. Quoi qu'il en soit, cette altération du poumon le rend inapte à remplir le rôle physiologique qui lui est dévolu. Comme conséquence de la diminution de la fonction respiratoire il se produit une nutrition insuffisante du parenchyme pulmonaire, d'où la chronicité de l'affection.

L'emphysémateux n'a pas comme l'asthmatique des accès violents de suffocation, la gêne respiratoire est progressive, mais il ne peut se livrer au moindre exercice, faire une marche un peu précipitée, monter un escalier, sans avoir des accès de dyspnée, de la congestion de la face, des quintes de toux suivies d'une expectoration blanche et mousseuse, dans laquelle on trouve quelquefois des stries de sang. Il n'est pas rare, dans l'emphysème, de trouver d'autres altérations que l'altération pulmonaire, le foie est dur, tuméfié et douloureux, les urines sont rares, foncées, albumineuses, on constate, également, des troubles de la digestion, ce qui est dû à une nutrition irrégulière de l'organisme. Il importe donc d'agir directement sur la circulation générale, de rendre aux vésicules pulmonaires leur vitalité première. Pour arriver à ce résultat, nous avons à notre disposition, un moyen aussi simple qu'efficace, nous voulons parler des inhalations d'ozone. Un traitement de quelques semaines suffit à faire disparaître l'emphysème le plus ancien et le plus rebelle.

La coqueluche

Il est inutile de décrire, longuement, les symptômes de la coqueluche, il suffit d'avoir entendu, une seule fois cette toux quinteuse, spasmodique, suffoquante, suivie d'une inspiration sifflante, rappelant le chant du coq, pour ne jamais l'oublier.

Cette affection atteint surtout les enfants, et plus fréquemment les enfants de 2 à 4 ans; c'est une maladie épidémique et contagieuse, aussi voit-on tous les enfants d'un village ou d'un quartier atteints successivement de la coqueluche. En elle-même, ce n'est pas une maladie grave, mais elle prédispose les enfants à contracter d'autres maladies contagieuses. Nous ne saurions donc trop prévenir les mères de prendre les plus grandes précautions pour éviter cette affection à leurs enfants. C'est, d'ailleurs, chose très facile, grâce à des effluves ozonées qui assainissent l'air des appartements ; l'enfant respire, de temps à autre ce gaz bienfaisant qui, non seulement, permet d'éviter la maladie, mais encore donne une nouvelle vigueur à l'enfant, en augmentant la quantité d'oxygène du sang, ce qui favorise beaucoup l'assimilation générale.

Grippe. — Influenza

La grippe ou influenza est une affection sur la nature de laquelle on n'est pas encore absolument fixé. Elle se traduit, le plus souvent, par une inflammation catarrhale de la muqueuse des bronches, mais les symptômes variés d'infection générale qu'elle présente assez fréquemment, font supposer que nous sommes en présence d'une maladie microbienne. Ce qui est, toutefois, indiscutable, c'est qu'elle est épidémique et contagieuse, et qu'elle exerce surtout des ravages dans les grandes agglomérations ; dans certains pays elle est même endémique.

La grippe a un début brusque, le malade se plaint de maux de tête violents, d'une lassitude et d'une courbature générale, l'appétit disparaît complètement, et la faiblesse est extrême. Ces caractères généraux se retrouvent dans toutes les formes de la grippe. Dans les formes légères, il y a en général peu de fièvre, quelques douleurs articulaires, une toux, d'abord sèche, quinteuse, pénible, qui devient grasse et disparaît lentement, surtout dans les cas où des complications surviennent du côté de l'arbre aérien (bronchite, broncho pneumonie, etc.) Cependant, un ou plusieurs de ces symptômes peuvent manquer et être remplacés par d'autres, car l'affection revêt des formes multiples.

Dans la grippe à prédominance nerveuse, la céphalalgie est très intense, le malade se plaint d'un coryza très tenace, parfois de névralgies de l'œil ou de l'oreille, que calment difficilement les médicaments. Les saignements de nez sont assez fréquents, c'est une des formes graves de l'influenza, en ce sens qu'elle peut amener des complications sérieuses, dues à l'action particulièrement déprimante de la maladie.

Les formes gastro-intestinales provoquent de l'inappétence, des nausées, des vomissements accompagnés de diarrhée plus ou moins intense avec ou sans coliques ; on constate, parfois, des gargouillements dans la fosse iliaque droite, le facies a un aspect particulier, et bien souvent, on peut confondre cette affection avec une fièvre typhoïde, au début.

La forme la plus fréquente est la forme thoracique, simulant absolument une bronchite aiguë, avec cette différence que la grippe occasionne de la fièvre, de la courbature générale, de la perte de l'appétit ; peu à peu survient de la prostration avec anéantissement complet. Cet état dure quelques semaines, après lesquelles les accidents aigus ont disparu.

La convalescence dépend beaucoup de l'état antérieur du sujet ; mais elle est toujours très longue, les enfants sont plus rapidement guéris, d'ailleurs, ils sont moins frappés que les adultes et cela tient à ce que leur organisme a moins de tares que les personnes plus âgées et qu'ils résistent ainsi davantage à l'affection grippale.

Le sujet qui a subi une atteinte d'influenza reste longtemps dans un état adynamique inquiétant. Malgré tous les soins, tous les amers et toutes les drogues, l'appétit reste nul ; le malade ne mange pas, reste faible et il n'est pas rare de le voir six mois, et quelquefois un an après, incapable de reprendre son travail habituel. L'électropathie est seule arrivée à supprimer ces fâcheuses conséquences de la grippe et prévenir toutes les complications. Quelques semaines suffisent pour rendre à la santé parfaite le malade arrivé au plus bas degré de la maladie. Le traitement est simple et facile et nous a toujours donné des résultats merveilleux.

Coryza chronique. — Punaisie. — Ozène

Le coryza peut être chronique d'emblée, mais succède le plus souvent au coryza aigu, dont il diffère en ce qu'il ne présente ni céphalalgie, ni fièvre, ni éternuements.

Les malades dorment généralement la bouche ouverte, leur respiration est bruyante avec ronflement. La muqueuse des fosses nasales, présente, tantôt une sécheresse désagréable, tantôt donne lieu à une sécrétion abondante et continuelle. Cette altération de la muqueuse se traduit par une odeur fétide et repoussante, qui lui a fait donner le nom d'ozène ou de punaisie. Les malades atteints de cette pénible affection sont l'objet d'une répulsion instinctive de la part de leur entourage, la vie leur devient insupportable et il n'est pas rare de voir ces malheureux finir par le suicide. Tous les traitements employés ne donnent aucun résultat, et c'est ici un triomphe de l'ozone, d'avoir pu rendre ces malades à la vie et au commerce de leurs semblables en les débarrassant de leur pénible affection, et cela en un temps très court.

Bronchite chronique

La bronchite est l'inflammation catarrhale des bronches, c'est une affection très commune et il n'est pas un de nos lecteurs qui n'en ait été atteint. C'est si banal que la plupart du temps on la néglige. Si la constitution de l'individu est assez robuste, il n'en reste pas de traces. Généralement, cependant, si la toux disparaît il reste une prédispositon à avoir de nouvelles bronchites et peu à peu cette affection devient chronique, soit d'emblée, surtout chez les vieillards, soit succédant à des poussées de bronchites aiguës.

Elle se manifeste par des quintes de toux longues, et pénibles, revenant au moindre effort, les crachats sont épais, jaunes verdâtres, spumeux ou globuleux, selon qu'il s'agit d'un catarrhe muqueux, pituiteux, ou d'un catarrhe sec. A l'auscultation, on entend des râles ronflants et sibilants, avec gros râles muqueux, disséminés des deux côtés. La marche de la maladie est assez variable, parfois il se produit une amélioration, quelquefois une disparition de l'affection au retour des beaux jours, mais dès les premiers froids, à un changement brusque de la température, le catarrhe bronchique reparaît. Ce qu'il faut toujours redouter ce sont les complications assez graves, qui peuvent se produire, et surtout la tuberculose pulmonaire. Ce n'est donc pas une maladie à négliger. Malgré tous les médicaments employés jusqu'à ce jour, on n'a pu arriver à guérir cette maladie, ce qui n'a rien d'étonnant, car ce n'est pas aux effets qu'il faut s'adresser, c'est la cause elle-même de la maladie qu'il faut combattre et faire disparaître. Les potions pharmaceutiques, la créosote, gaïacol et autres médicaments calment momentanément la toux, mais ont l'immense inconvénient de délabrer l'estomac, de sorte que le malade ne peut plus se nourrir et par contre, réparer ses forces, épuisées par une sécrétion bronchique continuelle. Quelques médecins, plus intelligents, ont supprimé complètement les médicaments ; ils ont compris que pour combattre la bronchite il fallait donner des forces au malade, et par conséquent ménager l'estomac. Leur traitement consistait simplement à passer quelques semaines en plein air, et à la campagne. Ils emploient ainsi, sans le savoir, notre méthode, ils veulent fournir aux malades l'oxygène vivifiant qui leur manque. Nous avons perfectionné ce traitement en le rendant beaucoup plus facile, et surtout beaucoup plus efficace. Point n'est besoin, pour le malade, d'abandonner ses occupations et d'aller à la campagne, l'oxygène lui est fourni sous forme d'ozone, qui est un gaz bien plus vivifiant, ayant le double avantage d'être un modificateur puissant de l'organisme, et de détruire tous les agents pathogènes par son action éminemment microbicide. Quelques jours de traitement, à l'aide, de l'ozoniseur, équivalent à plusieurs mois passés à la campagne, ou au bord de la mer. Ajoutons aux inhalations, un traitement électropathique plus ou moins énergique, selon que le malade est plus ou moins déprimé, et en quelques semaines la bronchite chronique a disparu et la guérison est durable et définitive.

Tuberculose pulmonaire. — Sa guérison

Si nous jetons un coup d'œil sur les statistiques de mortalité à Paris et dans les grandes villes, nous sommes surpris de voir que la phtisie décime le cinquième de la population. Il est certain que l'air des grandes villes n'est pas très favorable à la santé ; les grandes agglomérations sont des milieux très propices pour les épidémies, ce sont des foyers d'infection perpétuels ; la tendance à la centralisation s'accentuant de plus en plus, les habitants des campagnes vont vers les grands centres où l'habitation dans des appartements trop étroits, le manque d'oxygène, l'absorption continuelle de microbes pathogènes de toute sorte contenus dans l'air, sont tout autant de causes qui contribuent à diminuer la puissance vitale de l'individu et le livrent à l'infection bacillaire, s'il ne présente toutes les conditions de vitalité nécessaires pour y résister. Ajoutons qu'il existe chez beaucoup de sujets une prédisposition naturelle qui constitue un terrain favorable et que lègue l'hérédité directe ou atavique.

La phtisie ne débute jamais brusquement, le sujet commence par s'anémier, perdre l'appétit, une légère bronchite se déclare qui ne finit jamais, le bacille pénétrant alors dans les poumons trouve un organe affaibli favorable à son développement, voilà le terrain qu'il va choisir pour faire ses ravages. C'est le début de la tuberculose pulmonaire. Le malade ne se préoccupe pas outre mesure d'une maladie qui est simplement gênante par de légères quintes de toux le matin, mais qui ne l'empêche pas de se livrer à ses occupations habituelles. D'ailleurs, à cette période, les symptômes sont très légers et le diagnostic très difficile, du moins avec les moyens que la médecine possédait jusqu'à ce jour. La radiographie nous est actuellement d'un grand secours, pour découvrir les tubercules dans les poumons dès le début, et permet ainsi de combattre avec le succès le plus certain ce terrible mal qui est encore peu avancé.

Chez le sujet atteint de tuberculose, les accidents s'accentuant progressivement, la fièvre survient, l'appétit disparaît, le sommeil est pénible, parfois même impossible. Le malade se plaint de douleurs générales, d'un affaiblissement progressif, qu'accentuent les sueurs profuses, dont il est inondé pendant la nuit ; l'estomac ne peut même plus supporter les aliments et les vomissements surviennent, les hémoptisies, d'abord rares, deviennent plus fréquentes, la toux est continuelle, l'expectoration de plus en plus abondante ; malgré tous ces symptômes alarmants, le malade en général ne se laisse pas abattre, il se dit atteint d'une bronchite chronique qui disparaîtra avec les beaux jours, il fait même des projets d'avenir lointain, ses illusions persistent jusqu'à la fin et ne disparaissent qu'avec le dernier souffle.

Qu'a fait la médecine pour enrayer le mal ? Elle a fait ce qu'elle a pu, c'est-à-dire rien.

Elle a cependant essayé pas mal de remèdes et de drogues, toujours en pure perte, la multiplicité des traitements prouve précisément combien peu ils sont efficaces. Je ne parlerai pas du traitement classique, huile de foie de morue, bonne nourriture, potions calmantes, vins fortifiants et creosote, gaiacol, etc, etc., tout le monde sait combien peu il est efficace, je dirai seulement un mot d'un nouveau traitement qui prend à l'heure actuelle beaucoup d'extension les *sanatoria*. En quoi consiste ce traitement. On expose les malades au grand air à une altitude assez élevée pour leur procurer le plus d'oxygène et d'ozone possible, car ce qui rend la cure d'air efficace, c'est la plus ou moins grande quantité d'ozone contenu dans l'atmosphère ambiant. On obtient par cette méthode quelques résultats, et si les épidémies, les maladies contagieuses et la tuberculose font beaucoup de ravages dans les villes et agglomérations, c'est que l'air est privé d'ozone tandis que ce gaz existe dans l'air de la campagne, des montagnes et au bord de la mer ; mais la quantité est insuffisante pour réparer un organisme délabré et pour accélérer la combustion organique. Nos appareils ont remédié à cette insuffisance, l'ozone produit, est absolument pur et agit par conséquent d'une façon merveilleuse comme oxydant énergique du sang et bactéricide puissant pour détruire le bacille de Koch. Ainsi s'expliquent les succès sans nombre que nous obtenons tous les jours à l'Académie électropathique d'où les malades sortent absolument guéris.

Maladies de l'Appareil digestif

Gastralgie

La gastralgie n'est autre chose que la névralgie de
nerfs de l'estomac, elle est caractérisée tantôt pa
une crampe d'estomac légère et bien limitée à l'épi
gastre, tantôt par une sensation très douloureuse, le
malades la comparent à une pince qui prendrait l'estoma
et lui ferait subir un violent mouvement de torsion. Ce
crampes d'estomac apparaissent le plus souvent a
moment où le malade y pense le moins et sont parfoi
suivies de nausées, de renvois, de vomissements d'un
certaine quantité d'un liquide clair, quelquefois acide
mais le plus fréquemment sans saveur ni odeur. L'accè
douloureux peut durer de quelques minutes à un
heure, il peut se reproduire plusieurs fois dans la mêm
journée et même pendant plusieurs jours de suite.

Cette affection est parfois due à un refroidissemer
comme la plupart des névralgies, mais c'est surtout l
surmenage physique et intellectuel, les écarts de régim
et l'irrégularité dans les repas, les excès d'alcool, d
café et d'excitants qui donnent lieu à des crises de ga
tralgie contre lesquelles tous les médicaments employé
ont échoué, la seule façon de calmer un peu les sou
frances, et les malades la connaissent bien, c'est d
prendre un aliment quelconque.

La guérison de cette maladie est une des premières conquêtes de l'électropathie. Dans les cas récents, sans lésion organique de l'estomac, les éléments électropathiques font merveille. Dès la première application les douleurs sont calmées presque instantanément, et il suffit de peu de temps pour obtenir une cure complète et durable. Dans les cas où la muqueuse stomacale a été atteinte il est nécessaire d'employer en même temps un courant électrolyseur qui donne une nouvelle impulsion à la prolifération des cellules muqueuses ; et assure une guérison certaine et très rapide.

Dilatation d'estomac

La dilatation d'estomac a pour cause une insuffisance de la contractilité de l'organe, de sorte que le bol alimentaire incomplètement trituré séjourne dans la poche stomacale au lieu de passer dans l'intestin pour y être assimilé. Cette stase occasionne une fermentation, la plupart du temps acide, qui se traduit par des renvois gazeux ; quelques heures après le repas, le ventre est ballonné, le malade sent une gêne au niveau de l'estomac, et est obligé de se dégrafer pour être soulagé. La digestion est lente et pénible, elle amène bien souvent du pyrosis ou des vomissements, les selles sont irrégulières, tantôt c'est une diarrhée intense, tantôt une constipation rebelle.

L'estomac se dilatant comprime les organes voisins, et il n'est pas rare de voir les malades signaler des douleurs assez vives du côté du cœur, le thorax lui-même est déformé, on remarque une voussure sus-ombilicale assez accentuée ; si on percute au niveau de l'estomac on entend de la sonorité tympanique, un bruit de clapotage, de glouglou occasionné par les liquides que contient l'estomac.

Ces inconvénients, déjà graves, ne sont pas à comparer aux complications qui sont à craindre ; les fermentations qui se produisent à l'intérieur de l'estomac, peuvent dans certains cas amener une auto-intoxication mortelle ; il n'est pas rare de constater des crampes douloureuses dans les membres, parfois même la dilatation se transforme en dyspepsie grave avec hoquet, délire cérébral et même coma. Mais la conséquence presque fatale de cette affection est de créer chez le malade un état neurasthénique parfois inquiétant. Le dilaté de l'estomac a un caractère irritable, il devient très désagréable en société, à la moindre contradiction, il se met en colère, en un mot, il n'est plus sociable, il est rare que les accidents rétrocèdent, il vont, au contraire, en s'accentuant, amenant un amaigrissement progressif, le malade tombe dans une cachexie profonde, si déjà le dégoût de la vie ne l'a pas amené au suicide.

Aux malades qui seraient atteints de cette terrible affection, l'électropathie offre une guérison prompte et radicale. Il suffit pour obtenir ce résultat de faire tous les jours des applications sur la région de l'estomac, à l'aide de l'appareil gastropathique en ayant soin d'appliquer l'un des pôles du courant sur la colonne vertébrale à l'endroit correspondant au creux épigastrique et l'autre au niveau de l'estomac. Sous l'action énergique de ce traitement l'affection disparaît complètement en quelques semaines.

Gastrite chronique

On appelle gastrite l'inflammation de la muqueuse de l'estomac. Cette inflammation peut être causée, soit, par un caustique (poison) soit par un liquide bouillant ou glacé, la gastrite se déclare alors brusquement et passe à l'état chronique par suite de l'altération de la muqueuse. Le plus souvent il faut incriminer les excès de table, l'habitude de faire usage de mets trop épicés, de boissons acides, mais la grande cause de la gastrite chronique est l'intoxication lente et journalière par l'alcool, chez des personnes qui n'arrivent jamais à l'ébriété. Il se produit peu à peu une altération profonde des cellules constituant la muqueuse stomacale, elles s'épaississent, s'aplatissent et forment une sorte d'induration sous-muqueuse parfois assez sensible à la pression extérieure pour faire croire à un cancer de l'estomac. Dieulafoy dans son traité de pathologie n'est pas loin d'admettre une liaison entre ces deux affections : « quand on voit à quel point le processus de la gastrite chronique ressemble à celui de l'épithélioma (cancer) on est bien tenté d'admettre qu'il n'y a pas de limite bien tranchée entre la gastrite chronique, l'adénome et le cancer ». D'ailleurs les accidents auxquels cette affection donne lieu sont assez semblables à ceux de l'ulcère ou du cancer de l'estomac. Il faut ajouter que chez les personnes à prédisposition cancéreuse, il n'est pas rare de voir la tumeur succéder à la gastrite chronique.

Les troubles occasionnés par la gastrite chronique sont assez nombreux. Le malade se plaint d'inappétence, d'une douleur épigastrique continuelle, devenant beaucoup plus vive après les repas ; les éructations, le ballonnement du ventre sont des symptômes fréquents et presque constants. On rencontre souvent du catarrhe buccal, une sécrétion salivaire exagérée, et le matin, le malade rend de nombreux crachats muqueux filants, qui ne sont autre chose que la salive abondamment secrétée, que le malade a avalée pendant la nuit, les vomissements alimentaires les hématémèses ne sont pas rares, le malade maigrit rapidement, perd complètement ses forces et malgré des rémissions quelquefois longues, si le malade se soigne, il ne tarde pas à tomber dans une cachexie profonde qui se termine fatalement par la mort dans un temps plus ou moins long.

La thérapeuthique officielle est ici impuissante à guérir cette affection, et après avoir essayé toutes les drogues, les médecins ont été réduits à instituer purement et simplement le régime lacté. Outre que ce régime ne donne pas des forces, il est loin d'être suffisant pour arrêter le mal, il faut forcément enrayer le dépérissement des cellules muqueuses, leur imprimer une nouvelle impulsion pour leur rendre, en même temps que leur sensibilité, leur pouvoir de secrétion pour fabriquer le suc gastrique, nécessaire à la digestion et à la nutrition de tout l'organisme ; il faut réparer les dégâts causés par l'alcool. Ce n'est pas en employant des potions, des alcalins, des acides et autres médicaments, hélas trop nombreux, que l'on peut laisser reposer un organe déjà fatigué, au contraire on supprime le peu de vitalité qui lui reste et nous avons connu des malheureux, qui après huit jours de traitement, ne pouvaient rien supporter, même le lait.

Quelle que soit la gravité du mal l'électropathie en vient toujours à bout et les insuccès nous sont inconnus. Le traitement est absolument externe, il ne comporte que des applications sur la peau, au niveau de la région malade, l'électricité pénétrant dans les replis les plus cachés de l'organe, exerce une action directe sur les tissus, leur imprime une tonicité nouvelle et rend à l'organisme toute sa vitalité ; bien souvent l'effet bienfaisant des applications électriques se fait sentir dès la première séance et en moins d'un mois l'électropathie à raison des affections d'estomac les plus anciennes et les plus réfractaires.

Dyspepsie

La dyspepsie n'est pas à proprement parler, une entité morbide, c'est-à-dire [une maladie bien définie, désignant une lésion locale de l'estomac, bien nette. C'est une réunion de symptômes dont le principal est la difficulté de digérer, accompagnée de troubles ordinaires consécutifs à une mauvaise digestion, et qui dénote chez le dyspeptique une autre affection cause première de la dyspepsie.

Si l'on considère qu'il n'est pas une maladie de l'organisme dont l'estomac ne ressente le contre-coup, on peut se rendre compte de la fréquence de cette affection, c'est donc un syndrome commun à un grand nombre de maladies, de là, les nombreuses formes de dyspepsie, glandulaires, muqueuses, nevro-vasculaires, hypochlorhydriques, hyperchlorhyuriques ou flatulentes. Que nous ayons à faire à l'une ou l'autre de ces variétés, elles sont l'indice d'une maladie générale ou d'une lésion d'un organe éloigné, tels que : maladies de foie, (cirrhoses, congestions, etc.) maladies de l'utérus (dysmenhorrée, métrite, grossesse), affection du cœur, des reins ou de la vessie. Mais les maladies qui amènent le plus fréquemment des troubles dyspeptiques sont l'anémie, la chlorose, la tuberculose, les diathèses rhumatismale ou goutteuse. Quelle que soit l'origine de la dyspepsie, elle se traduit toujours par des troubles caractéristiques. Le malade a d'abord de l'inappétence, tantôt de la pesanteur au creux épigastrique (hypochlorhydrie) du ballonnement du ventre, tantôt des douleurs très vives après les repas, avec sensation de brûlure (hyperchlorhydrie). Les éructations, les vomituritions, les renvois acides sont également fréquents. Il y a souvent production très abondante de gaz, dus à la fermentation des liquides et des aliments ingérés. La constipation alterne parfois avec une diarrhée abondante, le malade se plaint d'essoufflement, palpitations, lourdeur de tête, insomnie, vertiges, bourdonnements d'oreilles, tout autant de troubles qui influent sur le système nerveux et aboutissent à une forme grave de neurasthénie. Le physique aussi bien que le moral du dyspeptique est atteint et dans un peu de temps l'amaigrissement et l'affaiblissement s'accentuant, on a devant soi un véritable squelette sans force et sans volonté, se plaignant constamment et analysant les moindres troubles qu'il ressent. Généralement, la dyspepsie se transforme en dilatation d'estomac, ulcère ou même cancer. Ces symptômes sont trop nets pour que nous insistions davantage.

Un seul agent thérapeutique peut arriver à rétablir l'équilibre dans l'organisme délabré tout en ménageant l'estomac, cet agent c'est le courant électrique. L'électropathie ne compte plus ses succès dans les dyspepsies, même très anciennes, en quelques semaines les malades sortent complètement transformés de l'Académie électropathique nous adressant leurs plus sincères remerciements pour leur avoir rendu la santé et la vie. Le traitement est d'ailleurs d'une simplicité exceptionnelle. Quelques éléments électropathiques appliqués sur la colonne vertébrale et sur la région stomacale pendant la nuit amènent une accalmie complète, et les souffrances sont complètement supprimées. Quelques applications électriques, par l'appareil gastropathique, rendent à l'estomac une tonicité nouvelle, les digestions deviennent faciles et régulières, et non seulement le malade se trouve débarrassé de sa dyspepsie, mais encore de la cause première du mal qui disparaît par un traitement approprié.

Constipation

Le travail physiologique de la nutrition peut se réduire à deux fonctions principales, la digestion et l'assimilation. L'estomac par des mouvements péristaltiques mélange, triture, broie les aliments pour les réduire en bouillie et être plus facilement transformés par les sucs digestifs, fournis par l'estomac et l'intestin, mais c'est l'intestin avec ses nombreuses villosités, qui est chargé de l'assimilation des principes nutritifs et de l'élimination des résidus de la digestion. L'évacuation de ces résidus chez un homme doit se produire au moins une fois par jour. Si, par suite d'une altération quelconque de la muqueuse intestinale ou d'une paresse de l'intestin, la défécation est retardée, on dit qu'il y a constipation. Nous ne parlerons pas ici de la constipation passagère qui a une cause accidentelle, embarras gastrique, refroidissement, etc., la forme chronique est celle qui nous intéresse particulièrement. Cette forme peut avoir des causes multiples, la principale est la paresse intestinale, survenant souvent à la suite de la mauvaise habitude qu'ont certaines personnes de se retenir quand se fait sentir le besoin d'aller à la selle, l'intestin perd ainsi peu à peu sa sensibilité, et il arrive un moment où le besoin de la défécation est très peu impérieux ou même nul ; nous avons connu des personnes qui restaient facilement plusieurs jours sans aller à la selle. Evidemment elles étaient sujettes à des troubles nombreux tels que : hémorroïdes, migraines, douleurs abdominales, etc., tout le cortège de nombreux inconvénients, que connaissent bien les personnes sujettes à la constipation.

Une autre cause est la diminution et quelquefois la suppression des sucs intestinaux, qui lubrifient d'ordinaire les parois de l'intestin, cette sécheresse a pour conséquence la stase prolongée des matières fécales dans l'intestin, elles durcissent, dilatent l'ampoule rectale et rendent plus difficile l'évacuation. Je ne parlerai pas des autres causes, qui sont moins fréquentes, comme les fissures à l'anus, les hémorroïdes qui rendent la défécation douloureuse, le rétrécissement du rectum, les néoplasmes, cancer, les corps étrangers et l'intoxication par le plomb, l'abus des lavements et des purgatifs.

Quelle que soit la cause de cette atonie de l'intestin, l'électropathie est souveraine contre la forme de constipation chronique auquelle elle donne lieu. L'application d'éléments électropathiques supprime les douleurs abdominales, qui font place au calme et à la sédation absolue ; à l'aide d'une excitation bien combinée, produite par des *courants entéropathiques*, l'intestin reprend une nouvelle vigueur en même temps qu'il retrouve sa sensibilité normale ; et nous arrivons ainsi à une guérison absolue, que ne peuvent donner les médicaments, laxatifs, lavements purgatifs et autres moyens, hélas, trop souvent employés.

Diarrhée

Par suite de diverses influences, les matières fécales, qui à l'état normal, ont une consistance pâteuse, peuvent se ramollir et devenir même liquides. L'évacuation de ces matières peut se renouveler fréquemment et épuiser rapidement le malade.

Parfois symptôme prémonitoire d'une infection intestinale (fièvre typhoïde, choléra, dysenterie, etc.), la diarrhée peut avoir une existence essentiellement personnelle et être la conséquence d'un trouble de la sécrétion ou d'une irritation de la muqueuse intestinale, dus à une perturbation du système nerveux. Quelle que soit son origine, sauf dans certaines affections qui ont un retentissement sur l'intestin, la diarrhée est caractérisée par une atonie ou une irritation intestinale. Tout le monde connaît les phénomènes douloureux qu'occasionne cette affection : les coliques, les douleurs s'irradiant dans tout l'abdomen, les selles douloureuses, les envies si pressantes et si pénibles d'évacuation non suivies de résultat, l'amaigrissement, la faiblesse et les phénomènes d'algidité consécutifs. Contre tous ces accidents nous opposons victorieusement un traitement électropathique énergique. Par des applications régulières et appropriées, les douleurs sont abolies, l'intestin reprend son fonctionnement normal et on voit les malades dont le teint était terreux, reprendre leurs couleurs après quelques séances d'applications. Nous avons au début de notre carrière traité ces affections comme nous l'enseignait la docte Faculté. Nous devons avouer que les résultats étaient plutôt médiocres ; et si nous engageons nos malades à recourir à l'Électropathie, c'est que nous avons reconnu la grande supériorité de ce traitement sur celui des drogues.

Congestion des reins. — Néphrite chronique
(Mal de Bright)

La congestion du rein peut être passive ou active. La congestion passive est occasionnée par une stase san-

guine dans la veine cave ou les veines émulgentes, produite soit par une affection cardiaque, soit par une
tumeur des organes voisins, ou une compression quelconque qui gêne la circulation sanguine ; contre cette
congestion l'électropathie a directement peu d'effet, car
il faut d'abord supprimer la cause de cette gêne.

La congestion active est liée à une inflammation
propre du rein. Selon qu'elle atteint les cellules épithéliales des tubes urinifères, ou le parenchyme rénal, elle
est catarrhale ou parenchymateuse.

La néphrite catarrhale est en général peu grave et
passagère, les cellules épithéliales détruites sont rem-
placées par de nouvelles et l'affection guérit assez rapidement sans laisser de trace.

Il n'en est pas de même pour la néphrite parenchymateuse, qui atteint le tissu propre du rein dans toute
son étendue et devient généralement chronique ; elle
constitue alors ce qu'on appelle la maladie de Bright,
qui occasionne de nombreux troubles plus graves les
uns que les autres.

Le début de cette affection est lent et insidieux ; se
traduit par des douleurs lombaires plus ou moins violentes, des maux de tête assez fréquents, accentués surtout le matin, des troubles de la vision, de l'anorexie,
des crampes dans les membres, en particulier aux mollets, parfois des palpitations, des troubles dyspeptiques ;
le filtre rénal devenu perméable laisse transuder l'albumine que contient le sang, d'où sa présence, en plus
ou moins grande quantité, dans les urines. Les toxines
de l'organisme sont éliminées irrégulièrement et il suffit d'une inflammation aiguë, survenant à la suite d'un
refroidissement ou d'une congestion quelconque du
rein, pour amener un empoisonnement général, l'urémie. Le cœur, le foie et les autres organes subissent

également l'influence de cette maladie, et il n'est pas rare de constater une hypertrophie du ventricule gauche, consécutive à une lésion renale (Potain) ; le pouls est dur, bondissant, la tension artérielle est sensiblement augmentée, d'où les congestions passives par suite de cette tension exagérée. La marche de l'affection est lente et peut durer plusieurs années, mais le malade peut mourir subitement par urémie, asystolie, hémorrhagie cérébrale ; c'est l'épée de Damoclès suspendue sur sa tête.

A ces malades, nous ne saurions trop leur recommander l'emploi des courants électropathiques, médication sédative et décongestionante par excellence, en même temps que des applications faite avec nos *electrolyseurs*, répareront les lésions produites dans les reins et rétabliront un fontionnement normal et régulier de cet organe.

Lithiase rénale. — Colique néphrétique

La lithiase rénale ou formation dans le rein de concrétions, qui portent le nom de calculs, est liée à la goutte et au rhumatisme, par conséquent héréditaire comme eux. Elle est toutefois favorisée par une nourriture trop riche en azote, par l'excès des vins généreux, le défaut d'exercice et toutes les causes qui troublent la nutrition (Bouchard). Les urines contenant en excès de l'acide urique, des phosphates divers et de l'oxalate de chaux, laissent déposer dans les conduits du rein une partie de ces sels qui s'agglomèrent et forment des concrétions plus ou moins volumineuses.

Ces calculs, même volumineux, restent parfois latents et n'occasionnent que des douleurs lombaires, exagérées par les mouvements brusques ou violent ; parfois, le calcul s'engage dans l'uretère et donne lieu à des phénomènes plus accentués, à une douleur très vive, intolérable, se produisant le plus souvent d'un seul côté avec des irradiations du côté de l'abdomen, de la vessie, dans les testicules. Cette douleur s'exaspère au moindre mouvement et à la pression. Avec quelques intermittences elle se reproduit plus atroce lorsque le calcul progresse dans l'uretère. Le visage devient pâle, inondé de sueurs froides, le poul petit ; viennent ensuite des nausées, des vomissements avec soif ardente ; les urines sont rares, épaisses, chargées d'urates.

Cette attaque de colique néphrétique peut durer quelques heures ou plusieurs jours, jusqu'au moment où le calcul tombant dans la vessie, les douleurs cessent subitement et le malade se trouve dans un état de bien-être indicible. Les urines qui étaient rares et chargées pendant l'accès, deviennent claires, abondantes.

Les accès ne se ressemblent pas, ils peuvent avoir une intensité plus ou moins forte et certains malades rendent de gros calculs sans avoir éprouvé les douleurs atroces que nous venons de décrire, il est probable que ces calculs étaient peu volumineux quand ils sont arrivés dans la vessie, et qu'ils se sont accru dans cette cavité après un séjour prolongé.

Devant un accès de colique néphrétique, il faut d'abord songer à supprimer la douleur, et ensuite empêcher la formation de nouveaux calculs. Ces deux résultats sont toujours obtenus par un traitement électropathique approprié. Dès les premières applications des éléments électropathiques, les douleurs sont sensiblement diminuées et disparaissent peu à peu, en outre, grâce aux applications de nos électrolyseurs, la lithiase rénale est radicalement combattue ; le courant détruit les cristaux d'acide urique et par son action tonique et décongestive, active la sécrétion urinaire, qu'elle régularise et empêche ainsi tout retour d'accès douloureux.

Cirrhose du foie

Comme le rein, le foie est sujet à des congestions qui ont des causes multiples. La plus fréquente de toutes, est certainement l'abus prolongé de l'alcool sous toutes ses formes. Le foie est d'abord congestionné, les cellules hépathiques sont gorgées de sang et par suite de cette stase sanguine, la nutrition de l'organe est compromise. D'abord d'un volume exagéré, le foie est tuméfié, douloureux à la pression, on le sent à la palpation déborder les fausses côtes, plus tard, sous l'influence de cette congestion chronique, le tissu hépatique subit des modifications profondes ; les acini s'oblitèrent, il se forme un tissu d'induration, qui englobe peu à peu les cellules du foie et après la phase du foie gras et lourd, nous arrivons à celle d'un foie atrophié, petit et scléreux.

Nécessairement les symptômes varient selon que le degré de cirrhose est plus ou moins accentué. A la première période, on constate des troubles dyspeptiques, du ballonnement du ventre, de la constipation, de l'ictère des conjonctives, des hémorrhagies nasales et gingivales ; la peau prend une teinte bronzée et est souvent le siège d'un prurit tenace.

C'est le moment de traiter énergiquement et d'enrayer le mal ; à cette période nos éléments électropathiques nous ont toujours donné des résultats merveilleux. Leur vertu sédative et décongestive par excellence, rétablit promptement le bon fonctionnement de l'organe malade, la circulation est activée et, en quelques semaines, il ne reste plus trace de la cirrhose.

Malheureusement les malades viennent chez nous, quand le mal a fait des progrès énormes, et que, sous l'influence des lésions péritonéales, il s'est formé une ascite assez accentuée. La circulation du sang veineux étant gênée, les veines superficielles se dilatent, et il se produit à ce moment une infiltration générale des tissus, d'où les œdèmes généralisés, plus particulièrement dans les membres inférieurs. A ce moment, il est certain que le traitement est plus long et plus difficile, néanmoins nous avons pu nous convaincre que les applications de courant électrolyseur associées aux éléments électro-pathiques opèrent de vrais miracles. Aussi des malades venus à l'Académie Electropathique dans un état de cachexie profonde, ont ils reconnus les bons effets de notre méthode électropathique en constatant leur état de santé florissante et la disparition de leurs symp-tômes inquiétants.

Coliques hépathiques

Nous ne voulons pas abandonner la description des maladies du foie sans parler de la lithiase biliaire, avec le plus fréquent de ces accidents, les coliques hépati-ques. Ce sont des crises extrêmement douloureuses, provoquées par le passage et la progression dans les canaux biliaires d'un calcul trop volumineux. Ces cal-culs sont formés de cristaux de cholestérine, plus ou moins gros, qui obturent les canaux biliaires et empê-chent l'écoulement de la bile.

Les causes réelles de la maladie nous échappent, mais il est incontestable que la lithiase biliaire se rattache à une prédisposition particulière de l'individu, et qu'elle est liée au groupe des maladies arthritiques ainsi que la goutte, le rhumatisme, et autres maladies dues à un ralentissement de la nutrition. Il est à remarquer qu'elle est plus fréquente chez la femme et se développe plutôt chez les gros mangeurs et chez les obèses, qui font peu d'exercice.

La colique hépatique est caractérisée par des douleurs extrêmement vives, paroxystiques, survenant généralement quelques heures après le repas, au moment où la vésicule biliaire se contracte pour déverser la bile dans l'intestin. Le début est très brusque, les douleurs sont localisées à la région du foie, au creux épigastrique avec irradiation à l'ombilic, à l'hypocondre droit, à l'épaule droite et à l'extrémité inférieur de l'omoplate droite ; le malade éprouve la sensation d'un déchirement intérieur avec une douleur atroce, il pousse des cris aigus, se roule dans le lit cherchant une position convenable pour calmer ses souffrances. La crise n'est pas continue, les douleurs se calment par intervalles et recommencent plus fortes pendant un temps variant de six à douze heures. La colique hépatique est accompagnée de nausées et de vomissements, d'abord alimentaires puis muqueux et bilieux, elle ne prend fin que lorsque le calcul arrive dans l'intestin, d'où il est expulsé avec les matière fécales.

Comme pour la colique néphrétique, la pharmacopée officielle malgré les nombreux médicaments qu'elle a employés, n'a pu arriver à calmer promptement les douleurs, le malade en est réduit à attendre patiemment la fin de la crise. L'électricité peut être ici d'un grand secours. Par des courants continus, elle supprime la sensibilité des canaux biliaires faisant ainsi disparaître los douleurs et mieux que les massages, l'ingestion de grandes quantités d'huile d'olives ou d'autres corps gras, elle favorise la progression du calcul. Là ne se bornent pas les effets salutaires de l'électropathie, son rôle n'est pas seulement de supprimer les souffrances, elle modifie l'organisme tout entier, assure le parfait fonctionnement du foie et de la vésicule biliaire, combat la formation de nouveaux calculs et si le malade ne commet pas d'imprudences, il peut être à l'abri de tout accident dû à la lithiase biliaire.

Maladies du Système nerveux

Congestion cérébrale

La congestion cérébrale est caractérisée par un afflux sanguin exagéré dans les vaisseaux et les capillaires de la substance cérébrale. Cette congestion peut survenir sous des influences multiples, soit par congestion active, à la suite d'un refroidissement, d'insolation, d'abus de boissons alcooliques, fatigues physiques et intellectuelles, émotions morales, brûlures étendues, nuit passée à la belle étoile pendant l'hiver ; soit par congestion passive, due à la compression des jugulaires ou de la veine cave-supérieure, maladie de cœur ou maladie chronique des poumons. L'excès de tension sanguine, occasionnée par la congestion, amène selon son intensité, diverses formes de congestions.

1° La forme légère, avec lourdeur de tête, céphalalgie, troubles de la vue, éblouissements et bourdonnements d'oreille. Le pouls est dur et ralenti, parfois il existe de la constipation. Cette forme de congestion ne dure pas longtemps, elle varie de quelques heures à plusieurs jours et disparaît ordinairement sans laisser de traces.

2° La forme moyenne succédant généralement à la première forme, elle débute brusquement, d'abord par du délire, une agitation croissante avec mouvements désordonnés, le pouls est rapide sans qu'il y ait toutefois élévation de température ; vient ensuite une période de dépression générale avec coma et parfois convulsions chez les enfants.

3° Enfin la forme grave, la véritable attaque d'apoplexie, le début est brusque avec perte de connaissance et relâchement des sphincters. La face est congestionnée, le malade est dans une résolution complète. Cet état peut durer quelques heures et laisse assez souvent de l'hémiplégie dissipée après deux ou trois jours.

Bien que la congestion cérébrale ne soit pas une affection mortelle, elle doit attirer sérieusement l'attention du médecin et du malade. C'est une maladie à répétition occasionnant des lésions sérieuses dans les lobes cérébraux et se terminant la plupart du temps par une hémorragie cérébrale, qui, elle, peut être mortelle.

On a déjà essayé de nombreux traitements pour éviter le retour de ces accidents, le repos intellectuel, les soins hygiéniques laxatifs et purgatifs fréquents, saignées, etc. Le malade prend en outre de l'iodure de potassium, ou de sodium à haute dose, tout cela sans résultat très appréciable. Ce sont des traitements faiblement palliatifs et nullement curatifs. La seule indication ici est d'éviter un afflux sanguin considérable, ce qui signifie régulariser la circulation et tonifier les tissus vasculaires.

L'hygiène n'est pas à négliger et nous la conseillons avec insistance aux malades qui se confient à nous, mais ce n'est pas suffisant, il est nécessaire que la cause première du mal disparaisse, pour cela le traitement électropathique est souverain, et quand les malades ont suivi nos conseils pendant un mois environ, ils peuvent être tranquilles et ne plus craindre de nouvelles attaques de congestion.

Paralysies et Contractures consécutives
à l'Hémorragie cérébrale

L'hémorragie cérébrale peut survenir à la suite d'une chute sur la tête ou d'un coup violent sur le crâne, provoquant une rupture vasculaire. Plus souvent et surtout après 45 ans, elle est (à la suite d'une congestion cérébrale) assez forte pour amener une déchirure artérielle et provoquer un épanchement de sang entre le cerveau et les méninges ou dans l'épaisseur de la substance cérébrale elle-même. Cette accumulation sanguine exerce une certaine compression sur une ou plusieurs circonvolutions cérébrales, de là, arrêt dans le fonctionnement du cerveau, et nous avons alors une série d'accidents : perte de connaissance, abolition des mouvements volontaires, affaissement volontaire, le malade tombe comme une masse, les traits de la face sont tirés du côté sain et flasques du côté paralysé, la respiration est stertoreuse, le pouls devient lent et fort, la température d'abord à 36° s'élève ensuite à 40° et 41°.

L'attaque peut durer quelques heures ou quelques jours et se termine quelquefois par la mort. En cas de survie, l'état comateux disparaît après quelques jours, mais il reste de la contracture et de l'hémiplégie, qui est le premier symptôme ; c'est-à-dire paralysie des muscles d'un côté du corps. Après quelques jours ou quelques semaines, la sensibilité peut revenir en partie soit au bras, soit à la jambe, et le malade s'imagine que l'amélioration va continuer, et ne veut se soumettre à aucun traitement sérieux. Il laisse se produire des lésions nerveuses irréparables et quand, fatigué de suivre tous les traitements qu'on lui impose, il nous arrive avec une affection déjà ancienne, des contractures et une atrophie musculaire très prononcée dans les membres paralysés. Nous ne saurions trop mettre en garde les malades, et leur conseiller de recourir à notre traitement dès le début de l'affection, alors qu'il est très facile de faire disparaître totalement la paralysie et d'éviter la dégénérescence nerveuse et musculaire qui se produisent fatalement. L'électropathie n'a pas la prétention, pas plus que n'importe quelle médication, de refaire les tissus détruits, mais elle peut, par une impulsion nouvelle, ramener la vitalité presque éteinte, aider les fibres musculaires à se reconstituer, empêcher la destruction complète des tubes nerveux. C'est pourquoi nous avons le plaisir de voir sortir de notre Académie électropathique, sans le secours de personne, des hémiplégiques venus la première fois avec des béquilles et soutenus par les personnes qui les accompagnaient. Ce n'est d'ailleurs pas chez nous que ce traitement a été inauguré, Duchenne de Boulogne, ce grand maître de l'électrothérapie l'avait indiqué et était arrivé à des résultats surprenants. Nous n'avons fait que continuer son traitement, en y ajoutant les modifications dues aux progrès que fait journellement cette science médicale.

Affections chroniques de la moelle. — Leur traitement par l'électropathie

Il n'est certainement pas de maladies sur lesquelles les thérapeutes ne se soient exercés avec autant d'opiniâtreté, hélas, on doit l'avouer, avec autant d'insuccès, que sur les affections chroniques de la moelle épinière. Aussi est-il admis classiquement que, maladie de la moelle signifie incurabilité. Une autre branche thérapeutique, la sérumthérapie est venue distraire les savants et les chercheurs, de sorte que les traitements de ces affections sont restés stationnaires. On a tout employé, depuis les frictions mercurielles, les pointes de feu, la suspension, les bains de toutes sortes, jusqu'aux saisons d'eaux minérales et le fauteuil vibratoire, tout a été impuissant pour arrêter la dégénérescence nerveuse. Fallait-il pour cela abandonner la partie ? Le malade atteint de ces terribles maladies devait-il souffrir patiemment et attendre que la mort vienne le débarrasser de ses souffrances. Certes non ! et les électro-thérapeuthes, selon leur habitude, d'ailleurs, se sont acharnés à étudier, traiter et guérir ces maladies déclarées incurables par la médecine officielle. Il a fallu de patientes recherches, des études approfondies, des expériences donnant parfois des résultats nuls, bien souvent suivies d'un découragement passager. La patience et le travail arrivent à vaincre toutes les difficultés, et aujourd'hui l'électricité médicale peut s'attribuer l'honneur et la gloire d'être arrivée à des résultats qu'on n'osait espérer. Que les malades renaissent donc à l'espoir, les affections médullaires, comme les autres affections chroniques, sont heureusement combattues par ce puissant agent thérapeutique qui n'a pas dit encore son dernier mot et qui, en des mains expérimentées, produit de réels miracles, de véritables résurrections. Nous allons nous contenter de signaler quelques-unes des affections, que nous traitons tous les jours avec succès à notre Académie électropathique.

Atrophie musculaire progressive

L'atrophie musculaire progressive est une myélite chronique systématique des cordons antérieurs de la moelle avec atrophie des cellules motrices. C'est une maladie généralement héréditaire survenant surtout à l'âge adulte, ayant pour cause les grandes fatigues musculaires, surtout chez les personnes qui, dans leur jeune âge, ont déjà eu de la paralysie infantile.

Elle se traduit par une paralysie s'attaquant aux membres supérieurs. Les muscles s'atrophient rapidement, d'abord les muscles du pouce, de la main, de l'avant-bras et du bras. Les membres sont agités de contractions fibrillaires, perdent peu à peu de leur force et quelques mois suffisent pour voir disparaître toute possibilité de soulever un objet si léger soit-il. Cette affection est d'autant plus dangereuse que cette impuissance n'est pas due à une paralysie, mais à une destruction complète des fibres musculaires. Les muscles abducteurs du pouce sont les premiers pris, le malade ne peut plus tenir une plume ou un crayon, l'action des muscles extenseurs devient prédominante, le premier métacarpien est attiré en arrière et en dehors, la main prend alors l'aspect de la *main de singe*. Les muscles lombricaux et interosseux s'atrophiant à leur tour, les doigts se replient et donnent à la main l'aspect d'une *griffe*. Peu à peu les muscles se prennent et l'atrophie gagne le bras, l'épaule, le thorax, jusqu'à ce que le diaphragme soit atteint ; à ce moment la respiration devient si laborieuse que la moindre lésion de l'appareil respiratoire, le moindre rhume peut emporter le malade. Comme traitement il n'en existe pas d'autre que l'électrisation faradique, mais employée comme l'indiquent les manuels classiques de pathologie, elle est peu active, nous y joignons en même temps que l'application d'éléments électropathiques, des applications myopathiques, qui agissent énergiquement, arrêtent la marche de la maladie, et rendent aux muscles malades une nouvelle force et une nouvelle vigueur.

Sclérose latérale amyotrophique

La sclérose latérale amyotrophique est caractérisée par la sclérose *primitive et symétrique* des cordons latéraux de la moelle, compliquée bientôt de l'altération des cornes antérieures. Aussi les symptômes de sclérose latérale sont-ils associés aux symptômes d'atrophie musculaire progressive. C'est une affection qu'on rencontre plus fréquemment chez la femme et à l'âge adulte (de 30 à 50 ans). Elle débute par des troubles paralytiques spasmodiques aux membres supérieurs, et comme dans l'atrophie progressive, on constate de l'atrophie musculaire rapide, avec cette différence, cependant, que les muscles sont pris en masse et non un à un. Le malade éprouve un affaiblissement dans les bras, souvent précédé de douleurs avec trémulation épileptoïde. Les réflexes tendineux sont exagérés et les muscles, tout en conservant la contractilité électrique, sont contracturés, les bras sont appliqués le long du corps, les avant-bras demi-fléchis, les doigts fortement repliés dans la paume de la main.

Les mêmes phénomènes se reproduisent aux membres inférieurs 10 à 12 mois après le début de la maladie, il est à remarquer, cependant, que l'atrophie est moins accentuée qu'aux membres supérieurs, la marche devient pénible et difficile, les jambes étant rigides, étendues avec rotation en dehors. Nous sommes ici à la deuxième période de la maladie, à la troisième surviennent les phénomènes bulbaires, avec paralysie de la langue, aspect pleurard de la face, difficulté pour parler, mastiquer et respirer, et la mort survient par asphyxie ou syncope. Par le tableau que nous avons fait de la maladie, on voit combien il est nécessaire d'agir promptement et énergiquement, surtout au début. C'est ici que l'électropathie opère des miracles et arrache, pour ainsi dire, son malade à la mort. Le traitement est le même que pour l'atrophie musculaire progressive, mais le numéro de l'appareil peut varier selon que le malade est à une période plus ou moins avancée. Quoiqu'il en soit, l'état du paralytique n'est jamais désespéré. Evidemment nous n'avons pas la prétention de remplacer par un courant électrique les cellules nerveuses détruites, mais nous pouvons conserver celles qui sont encore intactes et permettre au malade de vivre de longues années.

Ataxie locomotrice. — Maladie de Duchenne

De toutes les maladies chroniques de la moelle, l'ataxie locomotrice est certainement la plus fréquente, aussi a-t-elle été l'objet de nombreuses études. Les écoles de Berlin et de Vienne ont fait sur cette question des travaux, qui ont une valeur incontestable, mais c'est à Duchenne, de Boulogne, que l'on doit de bien connaître cette affection, qui est caractérisée par l'abolition progressive de la coordination des mouvements et paralysie apparente, contrastant avec l'intégrité de la force musculaire. Elle a pour cause, la sclérose systématique des cordons postérieurs de la moelle.

Cette affection se rencontre plus fréquemment chez l'homme adulte, et est généralement la conséquence d'une syphilis ancienne, acquise ou héréditaire. Ce n'est pas là, cependant, la seule cause, et il existe pas mal d'ataxiques, qui n'ont jamais contracté la syphilis. L'alcoolisme, les traumatismes, les excès vénériens, le

surmenage intellectuel et surtout les antécédents névro-
pathiques sont des facteurs plus fréquents qu'on ne
croit. Quoiqu'il en soit, dès que les cordons postérieurs
sont atteints, le malade se plaint de douleurs très vives,
rapides, passant comme un éclair et sillonnant les
membres inférieurs, laissant, quelquefois, comme traces de leur passage des taches ecchymotiques. Ces douleurs fulgurantes ne sont pas exclusivement limitées
aux membres inférieurs, elles peuvent se produire au
tronc, à la ceinture, au thorax. Quelquefois elles sont
lancinantes et *térébrantes* donnant la sensation d'une
pointe, qu'on enfoncerait en la tordant dans les muscles et les os. A cette période se rattachent d'autres
symptômes moins douloureux, par exemple la chute de
la paupière supérieure, des troubles oculaires avec
amblyopie, amaurose, parfois atrophie de la pupille
souvent myosis, il est à remarquer ici un signe particulier de l'ataxie, c'est que dans les cas de myosis, les
pupilles contractées peuvent encore se mouvoir sous
l'influence de l'accommodation, elles se dilatent si le
malade regarde un objet approché, tandis qu'elles restent insensibles à l'action de la lumière (Argyl-Robert-
son). Un autre signe important et qui ne fait jamais
défaut, est l'absence du réflexe rotulien (Wesphall),
c'est la conséquence de la dégénérescence des cordons
postérieurs de la moelle, qui ne permet plus la trans-
mission aux cellules des cornes antérieures des sensations des terminaisons nerveuses tendineuses périphériques. Nous glisserons sur d'autres troubles qui ne
sont pas constants, comme les vertiges, la toux coque-
luchoïde, les attaques apoplectiformes, hémiplégie transitoire, les troubles génitaux plus fréquents (priapisme,
spermatorrhée ou anaphrodisie) pour arriver au symptôme essentiel, à l'incoordination des mouvements,

débutant toujours par les membres inférieurs. Pour un œil, même peu exercé, il est facile de reconnaître à distance un ataxique arrivé à la période d'état. Sa marche est désordonnée, le corps penché et les yeux fixés sur la pointe des pieds, il semble poussé par un ressort, les jambes sont lancées en avant, en dehors, sans mesure, le talon frappe le sol. Si on lui demande de se tenir debout, immobile, les yeux fermés, il est pris d'oscillations et une chute pourrait en être la conséquence (signe de Romberg). Peu à peu le malade a besoin d'un appui. Arrive enfin un jour où le mal fait de tels progrès que la marche et la station debout deviennent impossibles. Survient alors la troisième période avec paralysie des membres supérieurs, incontinence d'urine et de matières fécales. L'ataxique devient gâteux, il tombe dans un état de cachexie et de marasme se terminant par la mort due au dépérissement général ou à la paralysie bulbaire.

Nous venons de décrire l'ataxie sous sa forme habituelle classique, mais sa marche n'est pas toujours aussi régulière et il existe des formes frustres dont il faut se méfier. Ces dernières ne se traduisent pendant longtemps que par un seul symptôme : amblyopie, amaurose, crises gastriques, rectales ou néphrétiques, troubles du larynx, des organes génitaux, arthropathies.

On a essayé de nombreux traitements contre cette affection, préparations mercurielles, iodure, bains, frictions, ventouses, pointes de feu, etc., etc., tout a été inutile et n'a donné qu'une vaine illusion au malade, qui voyait sa maladie s'aggraver tous les jours. Nous n'avons pas la prétention d'opérer des miracles et dans le tabès arrivé à la dernière période, nous ne pouvons que promettre au malade la suppression des douleurs, la diminution très sensible d'ailleurs, de tous les accidents ; cela tient à l'impossibilité de remplacer les cellules nerveuses détruites. Aussi est-il de la plus haute importance de découvrir l'affection à son début, c'est pourquoi nous nous sommes un peu étendus sur les symptômes. Là nous n'hésitons pas à conseiller en toute confiance le traitement électropathique aux malheureux, que guette la terrible ataxie, car la destruction dés cellules médullaires n'a pas eu le temps de se faire complète et le courant électrique arrête rapidement la marche du mal, les éléments électropathiques placés sur la colonne vertébrale, siège du mal, le long des membres, sur la vessie, les reins et l'estomac font disparaître en peu de temps les douleurs fulgurantes, tandis que des révulsions électriques à l'aide de nos appareils électrostatiques aident puissamment à la reconstitution et au rétablissement intégral des cellules médullaires et des filets nerveux qui desservent les membres atteints. Évidemment chacune des variétés de l'affection comporte certaines modifications dans le traitement, qui n'en reste pas moins le seul capable d'amener une guérison radicale et définitive.

Sclérose en plaques

Nous avons étudié jusqu'ici les lésions des cornes antérieures (athrophie musculaire progressive) des cordons latéraux (sclérose latérale amyotrophique), enfin des cordons postérieures de la moelle (ataxie locomotrice), il nous reste à dire quelques mots de la sclérose en plaques, qui n'est pas une myélite systématique et parenchymateuse, mais une myélite chronique diffuse et interstitielle, c'est-à-dire qu'il se forme des îlots de sclérose sur la substance blanche des centres nerveux, aussi bien que sur les cordons médullaires sans tenir compte des sillons qui les séparent.

C'est une maladie que l'on rencontre chez les adultes et les adolescents, rarement chez les enfants. Elle est la conséquence du froid humide, des chagrins et surtout des maladies infectieuses, fièvre typhoïde, dysenterie et diphtérie.

Les symptômes de cette affection sont variables selon que la localisation de la plaque sclérotique est cérébrale, spinale ou cérébro-spinale, c'est ce dernier type qui est le plus fréquent.

Au début de la maladie, la marche devient difficile, par suite de l'affaiblissement des membres inférieurs, arrivant progressivement à une paraplégie complète, il peut subvenir des phases d'amélioration, des rémissions plus ou moins longues, qui donnent parfois l'illusion de la guérison. Ces troubles parétiques des membres inférieurs se compliquent tôt ou tard de raideur de contractures, qui placent les jambes dans l'extension et adduction donnant la démarche dite spasmodique. La flexion du genou étant impossible, le malade élève alternativement les jambes avec mouvement du bassin et du tronc, le pied ne quitte pas complètement le sol et fait entendre un frottement à chaque pas, la démarche devient quelquefois plus difficile par suite d'un tremblement généralisé, se produisant quand le malade veut se lever et marcher. Ce tremblement, à l'occasion de mouvements intentionnels, est un signe caractéristique de la sclérose en plaques, et se produit également quand les membres supérieurs sont atteints. Quand il veut boire, le malade saisit brusquement le verre, le bras se met à trembler, et les oscillations d'abord imperceptibles deviennent plus amples et plus rapides, le contenu du verre est projeté de tous côtés. Ce n'est qu'après avoir heurté les dents, le nez, le menton et en s'aidant de l'autre main que le malade arrive à saisir le vérre avec les dents.

Notons encore les oscillations rapides et horizontales des globes oculaires (nystagmus), l'embarras de la parole, le tremblement de la langue, les vertiges et les attaques plus ou moins apoplectiformes.

Après quelques années, surviennent l'affaiblissement des facultés intellectuelles, la diarrhée, l'incontinence des urines et des matières fécales, l'amaigrissement, enfin survient la paralysie bulbaire et la mort par cachexie.

Comme on le voit, le pronostic de cette affection est assez sombre et la médecine ordinaire ne peut rien. Elle emploie à titre palliatif et non curateur, les médications iodurée et l'hydrothérapie. A ces abandonnés de la médecine, l'électropathie offre un remède energique et *curateur* surtout, quand l'affection est prise à son début, il suffit de quelques semaines de traitement pour faire disparaître les tremblements, et peu à peu, avec de la persévérance, la maladie est enrayée et le malade peut survivre de longues années.

Paralysie infantile. — (Paralysie spinale des enfants)

Cette affection se rencontre généralement chez les enfants de 1 à 2 ans, elle survient surtout au moment de la dentition et atteint les enfants, qui par hérédité sont prédisposés aux maladies de la moelle. Elle peut cependant survenir chez des enfants plus âgés à la suite d'un traumatisme, d'un refroidissement ou d'une maladie infectieuse.

Le début de la maladie est insidieux, c'est tantôt une fièvre plus ou moins forte, tantôt des convulsions, tantôt des troubles gastro-intestinaux faisant croire à une simple indisposition. La paralysie ne survient qu'un ou deux jours après ce début bruyant, atteint rarement les quatre membres, et se limite ordinairement à une ou l'autre jambe, quelquefois au deux. La paralysie complète dure une journée ou deux, disparaît en partie pour se localiser à certains groupes musculaires qu'on ne tarde pas à voir s'atrophier rapidement. Bien que la mort ne soit pas à craindre, sauf dans le cas ou les centres de la circulation et de la respiration sont atteints, la maladie peut acquérir une certaine gravité du fait de déformations vicieuses.

Le traitement électropathique est tout indiqué comme dans les autres myélites. Le malade est soumis à un double traitement ; l'application d'éléments électropathiques sur la colonne vertébrale pour rétablir l'intégrité des cellules nerveuses, en même temps que des séances d'électrisation directe des muscles fait disparaître totalement l'atrophie. Nous avons traité et guéri de cette façon des cas déclarés désespérés après avoir essayé toutes espèces de traitements.

Paralysie agitante. — Maladie de Parkinson

Encore appelée maladie de Parkinson, la paralysie agitante est surtout l'apanage de l'âge mûr. Elle est essentiellement caractérisée par un tremblement plus ou moins généralisé. Cette maladie ne débute pas brusquement, l'invasion est lente et non symétrique ; c'est en général par une des mains que commence le tremblement, ensuite le pied du même côté se prend à son tour, et l'affection peut rester localisée, d'un seul côté du corps ; c'est la variété unilatérale. Mais le plus souvent le processus se généralise et envahit progressivement tout le corps, donnant au malade une attitude tout à fait spéciale. Si on l'examine assis, ce qui frappe surtout, c'est le tremblement : les jambes pliées et reposant sur le sol sont animées d'un mouvement d'oscillations incessant de haut en bas. Les mains sont repliées comme si elles tenaient un porteplume ; les doigts semblent rouler continuellement une boulette de pain.

La tête elle-même, par suite du tremblement du tronc oscille sur les épaules, si on fait marcher le malade on est frappé de son état de raideur. Il s'avance tout d'une pièce à pas lents, quand il est conduit par quelqu'un, mais abandonné à lui-même, il marche penché en avant à une allure de plus en plus rapide sans pouvoir s'arrêter. La parole est saccadée et le visage est immobilisé dans une expression d'anxiété typique.

Cette affection s'était jusqu'ici montrée rebelle à tout espèce de médication, l'électricité seule a donné quelques résultats et appliquée avec prudence et mesure, on obtient des résultats tout à fait remarquables. Notre traitement consiste à placer quelques éléments électropathiques sur la colonne vertébrale mais c'est surtout le bain faradique qui a donné une action particulière sur cette affection et nous arrivons ainsi à la guérison de la paralysie.

Hystérie

L'hystérie se rencontre peu fréquemment chez l'homme, elle est l'apanage de la femme et surtout de la jeune fille de 12 à 18 ans.

Cette affection est la plupart du temps héréditaire,

liée à la scrofule et à la tuberculose, elle est néanmoins favorisée par l'anémie, le nervosisme, les émotions pénibles, parfois provoquée par certaines intoxications (alcool, mercure, sulfure de carbone, etc.).

C'est une névrose à manifestations multiples et variées, se réduisant cependant à deux formes principales convulsive et non convulsive.

Dans la forme convulsive, l'attaque débute le plus souvent par une aura complète ou incomplète ; c'est une sensation douloureuse qui part de la région ovarienne, gagne l'épigastre, remonte derrière le sternum, arrive au pharynx, au larynx, avec sensation de strangulation et de suffocation et se termine enfin par des vertiges, des bourdonnements d'oreilles plus prononcés du côté d'où est partie la douleur. A ce moment la malade tombe, moins brusquement que dans l'épilepsie, pousse des cris, des vociférations, elle suffoque ; le visage est congestionné et elle agite le corps en tous sens, portant les mains au cou comme pour arracher un objet qui l'empêcherait de respirer et l'étoufferait. Après quelques minutes ou quelques heures l'attaque se termine par une émission d'urine claire et abondante ou par une crise de larmes. C'est là ce qu'on appelle la petite hystérie, qui n'est qu'une atténuation de la grande hystérie (hystéro-épilepsie). Cette dernière débute par une aura comme la précédente et dans la première phase simule absolument une attaque d'épilepsie. Vient ensuite la phase d'hystérie pure avec des mouvements étendus et des attitudes passionnelles, se manifestant sous l'empire de la frayeur, de la volupté, de l'amour, enfin les hallucinations de la vue et de l'ouïe.

Dans la forme non convulsive, les manifestations sont extrêmement multiples et tous les troubles peuvent être observés depuis la paralysie d'un ou de plusieurs membres, ou de la moitié du corps, les contractions, les anesthésies, les tremblements, les névralgies jusqu'aux congestions avec hémorragies, désordres dans l'appareil respiratoire, digestif et circulatoire, troubles intellectuels, etc., etc., tout cela se rencontre dans l'hystérie non convulsive.

Comme traitement, nous sommes ici d'accord avec la Faculté, il faut à l'hystérique de la distraction, du repos intellectuel, enfin et surtout un traitement électrique, sérieux et régulier. Les éléments électropathiques nous sont d'une utilité inappréciable par leur action décongestionnante et sédative. A cette médication générale viennent s'ajouter des bains statiques avec révulsions, traitement qui est employé tous les jours à la Salpêtrière avec d'ailleurs beaucoup de succès sur les indications du professeur Raymond, l'élève du grand maître que fut Charcot, le grand innovateur de la médication électrique.

Migraine

La migraine est une céphalalgie revenant par accès, siégeant ordinairement d'un seul côté de la tête et suivie le plus souvent de baillements et de vomissements. La grande cause de la migraine est l'hérédité et la diathèse arthritique ou goutteuse, dont elle est une des manifestations assez fréquente. Chez certains sujets, un léger changement dans leurs habitudes journalières, un refroidissement, une digestion difficile, parfois une odeur désagréable suffisent pour provoquer un accès de migraine qui dure en moyenne 24 ou 36 heures. Dans l'intervalle des accès, la santé est parfaite. Nous ne faisons que mentionner la migraine exophtalmique, parfois avant-coureur de l'ataxie locomotrice ou de la paralysie générale (Charcot) cette dernière, en raison de sa gravité demande à être surveillée.

Le traitement au moment de l'accès consiste en application d'éléments électropathiques et courants continus, en même temps qu'un traitement général électropathique régularise les fonctions gastro-intestinales, cause la plus commune de la migraine.

Chorée. — Danse de Saint-Guy

La chorée ou danse de Saint-Guy est une maladie de la seconde enfance (6 à 15 ans) se rencontrant plus souvent chez les petites filles que chez les garçons. Elle est caractérisée par des mouvements involontaires, irréguliers et continuels. L'étiologie de cette affection a donné lieu à des controverses nombreuses, les facteurs qui semblent prédominer sont l'hérédité, le nervosisme, l'épilepsie et la diathèse rhumatismale : parfois la chorée est la conséquence d'une frayeur, d'une colère ou de la chloro-anémie.

Le début est généralement brusque et insidieux.

Les premiers signes sont des troubles d'incoordination des mouvements volontaires, ce qui rend l'enfant maladroit. Peu à peu ces mouvements désordonnés s'étendent à tous les membres, le malade sautille en marchant, il y a exagération de tous les mouvements volontaires avec agitation incessante. Le malade bégaie et la parole est saccadée, le sommeil est nul ou entrecoupé de rêves.

L'affection peut regresser, mais il reste toujours des traces et les récidives sont à craindre. On a essayé contre cette maladie les préparations arsenicales et bromurées, l'antipyrine, l'hydrothérapie, la suggestion, etc. Un seul traitement donne des résultats vraiment remarquables, c'est l'électropathie. Quelques semaines de ce traitement suffisent pour guérir l'enfant et ce qui est plus important pour prévenir toute récidive.

Epilepsie

L'épilepsie est une maladie beaucoup plus fréquente qu'on ne croit, surtout dans l'adolescence. On a longtemps discuté pour savoir quelles étaient les causes réelles de cette affection, on n'est pas encore arrivé à en donner une explication convenable. Elle paraît être surtout héréditaire et peut succéder à toutes les formes de maladies mentales. On l'a longtemps confondue avec les attaques épileptiformes que l'on observe dans un grand nombre de maladies du cerveau et des méninges, occasionnées parfois par des malformations crâniennes, mais on constate des attaques d'épilepsie dans les conditions les plus variées, à la suite d'excès alcooliques, d'émotions vives. Ici, les malformations crâniennes ne peuvent être mises en cause.

Quelle que soit la cause première de l'épilepsie, c'est une maladie qui a fait jusqu'ici le désespoir des thérapeutes. On a, cependant, essayé de tous les médicaments possibles, car cette affection a toujours inspiré une terreur superstitieuse, à tel point qu'autrefois on interrompait les séances des assemblées quand un de ses membres était frappé du haut-mal, d'où le nom de *morbus comitialis*.

L'épilepsie se présente sous deux formes principales, l'une convulsive, le *grand mal*, l'autre non convulsive, le *petit mal*.

Le petit mal consiste dans les vertiges passagers, des absences ou du délire, dont les variétés sont nombreuses

Quelquefois il se traduit simplement par une grimace
due à la contraction de certains muscles de la face, cette
contraction n'est pas permanente ; le malade prononce
parfois quelques mots incohérents, pousse un éclat de
rire ; parfois il devient sombre, regarde fixement un
objet quelconque, l'accès dure à peine quelques secondes ou quelques minutes, tout rentre dans l'ordre, et
le malade a complètement perdu la notion de ce qui
vient de se passer. Ces petits accès peuvent devenir
dangereux par leur fréquence, et se transformer facilement en grands accès caractéristiques du haut-mal.

Les grandes attaques sont quelquefois précédées
d'une « aura », sensation particulière qui semble partir
d'une extrémité pour remonter vers le tronc. Le plus
souvent l'attaque est brusque. Le malade pousse un cri,
perd connaissance et tombe comme foudroyé, sans
avoir le temps de se protéger dans sa chute, d'où les
contusions qu'on observe souvent après une crise ; la
perte de connaissance et l'insensibilité complète expliquent les graves brûlures des épileptiques qui au
moment de l'attaque tombent dans le feu. Le corps est
raidi, la figure d'une pâleur cadavérique, faisant bientôt
place à une face violacée par stase sanguine.

Au bout de quelques secondes, la période convulsive commence. Ce sont d'abord des convulsions toniques, tous les muscles, quelquefois les muscles de la
moitié du corps seulement (hémiplégie) sont contracturés et ont une raideur tétanique, avec contorsions de la
bouche. Les dents sont serrées, la tête en arrière, les
membres contracturés avec le pouce dans une adduction forcée et fléchie sous les doigts ; la respiration s'arrête momentanément.

A cette phase, qui dure de 20 à 30 secondes, succè-
dent les convulsions cloniques, se produisant d'abord

de seconde en seconde et devenant de plus en plus rapides. Les membres sont agités de secousses, les yeux roulent dans l'orbite. L'épileptique grince des dents, se mord la langue, une écume sanguignolente lui sort de la bouche et il y a souvent des évacuations involontaires des selles et de l'urine. La grande attaque dure généralement quelques minutes, le malade pousse tout à coup un profond soupir et la crise convulsive est terminée. L'épileptique est alors dans une sorte de coma qui peut durer quelques minutes, une demi-heure et même davantage, et qui bien souvent est suivie de sommeil.

Quand le malade se réveille il éprouve une profonde lassitude, il est courbaturé, fatigué, mais il a absolument perdu tout souvenir de ce qui vient de se passer.

L'épilepsie peut à la longue déterminer des troubles intellectuels très graves. Les hallucinations, les impulsions irrésistibles qui poussent des malheureux au crime, sans qu'ils en aient conscience, ne sont autre chose que des manifestations de l'épilepsie.

On comprend dès lors l'importance d'un traitement actif et énergique pour combattre cette terrible affection. Les médecins ont vainement essayé de la combattre avec tous les moyens que la thérapeutique leur indiquait; ils ont tous abouti à des insuccès complets. Le bromure de potassium à haute dose et continué pendant des années, n'a donné que des lésions cérébrales presque aussi graves que la maladie que l'on traitait On a encore vainement essayé la belladone, l'atropine, l'oxyde de zinc, le nitrate d'argent, l'ergotine, etc., etc. On a même essayé l'électricité, et cet agent thérapeutique, employé même par des personnes peu au courant de ce genre de traitement, leur a donné d'excellents résultats, qui ne sont pas néanmoins à comparer avec ceux que nous obtenons tous les jours avec nos éléments électropathiques, associés à un traitement électrostatique qui rétablit rapidement l'équilibre nerveux et fait disparaître pour toujours les attaques d'épilepsie.

La Neurasthénie

On désigne depuis une trentaine d'années, sous le nom de neurasthénie un état particulier qui, jusqu'à ces derniers temps, avait reçu une foule de dénominations. Les limites de la neurasthénie sont loin d'être précises ; les troubles qu'elle provoque dans la plupart des appareils sont très variés et prennent de multiples aspects suivant les malades.

La neurasthénie se développe, de préférence de vingt-cinq à cinquante ans. Les fatigues excessives de notre organisme, qu'elle qu'en soit la nature contribuent, pour une large part à sa production : surmenage intellectuel, veilles prolongées, émotions violentes. Charcot a insisté sur l'influence des traumatismes, de ceux surtout qui sont accompagnés d'une émotion très forte (accident de chemin de fer, explosion.) Les excès sexuels sont une cause fréquente de neurasthénie ; quant aux troubles digestifs ils ont passé tour à tour pour être une conséquence et une cause de neurasthénie.

On trouve chez le neurasthénique un certain nombre de faits précis ; c'est d'abord la *Céphalée* (casque neurasthénique de Charcot.) La douleur est excessivement violente et siège tantôt au front, tantôt à l'occiput en passant par les tempes ; d'où l'impression qu'on éprouve de la tête emprisonnée dans un étroit casque de fer. La Céphalée paraît le matin et dure toute la journée avec un peu de rémission après les repas pour disparaître la nuit, bien que le malade ne dorme pas.

La *Rachialgie* qui est souvent limitée au sacrum et produit une sensation de pression, de chaleur.

La *dépression mentale;* le malade éprouve une aversion profonde pour tout travail, pour toute occupation intellectuelle ; il se laisse aller à un découragement profond, recherche l'isolement. Il est toujours fatigué, même à son réveil, et cette fatigue est réelle, car il est facile de se rendre compte au dynamomètre que la force musculaire a diminué d'une façon appréciable.

Les troubles *gastriques* sont constants dans la neurasthénie. Le malade s'endort après les repas. Le pouls fréquent, le refroidissement des extrémités sont souvent des symptômes de neurasthénie. On remarque encore l'augmentation des urates et de l'acide urique dans les urines.

On voit par ce rapide énoncé sur quel vaste champ d'action s'exerce la neurasthénie. C'est la maladie de notre époque où les difficultés de l'existence nous font vivre dans un surmenage perpétuel ; et comme la lutte pour la vie devient de jour en jour plus âpre on peut aisément prévoir que la neurasthénie étendra encore ses ravages si une médication énergique ne vient enrayer ses effets.

La médecine de l'Ecole conseille du fer, des bromures et même, quoique avec une certaine appréhension, l'électrisation. Nous engageons vivement le malade à ne pas attendre que la neurasthénie ait gagné son organisme entier. A la première apparition du mal, il n'hésitera pas à recourir à l'action merveilleuse des courants myopathiques ; aux bains, douches et révulsions statiques qui constituent le seul traitement rationnel et idéal de toutes les formes de la neurasthénie.

Névralgies diverses :

Faciale, Intercostale, Sciatique, Crurale, etc.

On appelle névralgies, les maladies des nerfs périphériques caractérisées par des douleurs continues et paroxystiques sur le trajet d'un de ces nerfs, dont l'altération est tantôt matérielle (congestion, inflammation), tantôt purement dynamique.

Les causes *directes* des névralgies sont : le froid, le traumatisme, la compression par lésions des os voisins et du périoste (exostose, carie dentaire pour la névralgie faciale).

On classe parmi les causes *reflexes* les affections viscérales, les vers intestinaux, les maladies utérines.

L'impaludisme, le saturnisme, la syphilis et la goutte sont invoqués comme causes *générales*.

Les personnes délicates, nerveuses sont plus spécialement exposées à ce genre d'affection.

I. Névralgie du Trijumeau (tic douloureux de la face) se divise en trois sections : *a*) névralgie de la branche ophtalmique entraînant des douleurs au-dessus et en dedans de la fente palpébrale avec sécrétion lacrymale abondante; *b*) névralgie du maxillaire supérieur (la plus fréquente) ; douleur depuis la paupière inférieure jusqu'à la lèvre supérieure, s'étend au palais et à la machoire supérieure ; sécrétion nasale exagérée. *c)* névralgie du maxillaire inférieur ; douleur auriculo-temporale, aux bords de la langue et à la mâchoire inférieure, mastication et déglutition douloureuses.

Dans les névralgies violentes ou anciennes, la barbe et les cheveux du côté malade peuvent tomber.

II. Dans la névralgie crurale, douleur antéro-interne de la cuisse et du genou, à la partie interne de la jambe et du pied. La marche est rendue difficile ; les secousses musculaires sont fréquentes.

III. Névralgie sciatique. — Douleur dans l'un des membres inférieurs, rarement dans les deux, exagérée par les mouvements et rendant la marche difficile.

IV. Névralgie intercostale, fréquente dans la chlorose, l'hystérie, les affections cardiaques, pulmonaires, gastriques, utérines. Douleurs au niveau de plusieurs espaces intercostaux avec points postérieur, latéral et antérieur. Elle est souvent accompagnée de zona, éruption d'herpès en demi-ceinture autour du thorax, sur le trajet des nerfs intercostaux.

Ces différentes névralgies dont tout le monde a eu plus ou moins à souffrir ne résistent pas à notre traitement. Il suffit de soumettre les points douloureux et le trajet du nerf malade à l'action des courants myopathiques pour qu'en peu de temps on éprouve un soulagement, autant dire immédiat, soulagement qui s'affirme dans la suite par une guérison complète.

Maladies Diathésiques

Goutte — Rhumatisme

La goutte est une diathèse voisine du rhumatisme. Elle s'attaque d'abord aux petites articulations qu'elle déforme et annihile, tandis que dans le rhumatisme ce sont les grandes articulations qui sont atteintes. Nous devons la première description complète de la goutte au médecin anglais Sydenham.

La goutte est héréditaire dans le plus grand nombre de cas. Plus fréquente chez l'homme que chez la femme elle paraît l'apanage des classes riches ; son développement étant favorisé par la bonne chère et l'absence d'exercice. La goutte est une maladie de l'âge mûr : quoique plus précoce dans la goutte héréditaire que dans la goutte acquise, le premier accès ne fait guère son apparition avant 30 ou 40 ans. Il est précédé tantôt par des troubles dyspeptiques, des accès d'asthme, qui reparaissent à intervalles plus ou moins éloignés et tantôt par des poussées furonculeuses. Le futur goutteux a une calvitie précoce et une tendance notable à l'obésité.

Quant à l'attaque elle-même, quelques symptômes prémonitoires nous la font pressentir. Le goutteux devient morose, susceptible, irascible, il se plaint d'inaptitude au travail, de vertiges, de troubles dyspeptiques. Il se couche et s'endort. Entre minuit et trois heures, il est réveillé par une atroce douleur à l'articulation métatarso-phalangienne du gros orteil de l'un des pieds. En deux ou trois heures la souffrance est absolument intolérable. Elle s'étend parfois du pied à la jambe du malade, mais généralement elle reste localisée au gros doigt. Le malade éprouve l'affreuse sensation d'huile bouillante ou de plomb fondu, qui coulerait le long du membre affecté. Au jour, la douleur diminue, les frissons disparaissent et le malade s'endort avec une légère transpiration. La journée est moins pénible, mais les douleurs reviennent avec la nuit pour diminuer vers le matin, et cela dure de quatre à huit jours. C'est l'attaque de *goutte aiguë*.

Les veines de la région envahie et des régions voisines sont profondément tuméfiées : la peau du gros orteil, rouge et luisante, rappelle l'aspect de la pelure d'oignon (Trousseau). Cette rougeur s'étale, devient peu à peu violacée. Après l'accès, desquamation légère et démangeaisons.

La *fièvre goutteuse* a accompagné l'accès. La congestion de la face et la céphalée disparaissent après deux ou trois jours. La température augmente jusqu'au quatrième ou cinquième jour, le soir elle atteint ou dépasse 40 degrés pour baisser d'un degré au matin. Le malade a une soif ardente, de l'anorexie, de la constipation. Les urines sont rouges, chargées d'urate et d'acide urique et parfois légèrement albumineuses.

La première attaque ne reste pas toujours cantonnée à un seul orteil, elle envahit les deux et quelques articulations : le pied, le genou, le coude, etc. Ces accès évoluent sous la forme de *paroxysmes successifs*, c'est-à-dire par attaques séparées par quelques jours d'amélioration. A chaque nouvelle attaque, une articulation nouvelle est envahie.

La goutte est provoquée par la prédominance dans le sang, de l'acide urique et de l'urate de soude. Dans la goutte chronique, il se développe dans le tissu cellulaire sous-cutané et dans l'épaisseur de la peau des concrétions appelées *tophus*. Ce sont des tumeurs bosselées, sessiles ou pédiculées allant, comme volume, de la grosseur d'un petit pois à celle d'un œuf de pigeon. Elles se développent aux jointures des doigts de la main, qu'elles contribuent à déformer. Le *tophus* survient à la suite de l'accès, la peau est soulevée par une masse demi-liquide qui ne l'altère pas ; après un nouvel accès cette masse se solidifie, devient dure et augmente de volume. Le *tophus* se résorbe rarement ; parfois la peau s'ulcère et la matière tophacée est déversée au dehors, il reste souvent une fistule crayeuse qui peut s'enflammer.

Est-il besoin de rappeler l'état misérable dans lequel la goutte a plongé les malheureux sur qui elle s'est abattue ? Je ne parle pas de l'atroce souffrance qu'entraîne avec lui chaque accès ; mais en dehors des accès, le goutteux est voué à l'impotence ; ses pieds, ses genoux déformés rendent toute marche à peu près impossible.

Il n'est pas rare de constater des accidents aussi brusques que terribles dans le cours d'une attaque de goutte articulaire. Là fluxion articulaire avorte, dès son début le malade parait guéri, mais la goutte s'est jetée soit sur l'appareil digestif, soit sur les centres nerveux, et le goutteux peut mourir subitement dans une syncope. C'est la *goutte remontée* ou la *métastase goutteuse*.

La goutte est due nous venons de le voir à une assimilation imparfaite ou plutôt anormale. Il faut faire disparaître ces anomalies, rendre leur intégrité aux fonctions digestives ou urinaires. Pour atteindre ce but, la médecine nous indique des préparations à base de *digitale*, d'*arsenic*, d'*aconit*, c'est-à-dire de poisons violents dont les effets sur l'organisme ne peuvent être que désastreux. Notre médication sera plus simple et l'expérience nous la montre plus efficace. Nous demanderons d'abord à une hygiène sévère de nous faciliter la tâche. Quelques applications d'électricité à la dose voulue, fournie par nos appareils, rendront aux muscles et aux tissus, la tonicité qu'ils ont perdue. Les *courants myopathiques* ont une action bienfaisante et promptement efficace sur l'engorgement et l'enflure des articulations. Et enfin le pouvoir oxydant de l'ozone contribuera à la rapide disparition de l'excès d'acide urique, dont la présence est constante dans le sang des goutteux.

Le rhumatisme, nous l'avons vu, s'attaque surtout aux grandes articulations. Il est dû au froid et surtout à un froid humide. Comme pour la goutte l'hérédité joue un grand rôle dans le rhumatisme. Il peut faire son apparition à la suite d'un traumatisme, luxation, entorse. La première attaque de rhumatisme se montre généralement de 15 à 30 ans. Les récidives sont très fréquentes.

L'étude approfondie du rhumatisme nous conduirait trop loin, constatons simplement que le rhumatisme est une affection caractérisée par un état fluxionnaire des articulations, des muscles, de la peau, des séreuses et des viscères. Il peut être aigu ou chronique, occuper une seule articulation ou les envahir toutes. Quand les petites articulations du pied et de la main sont prises, c'est un signe de longue durée de l'affection.

On remarque chez le rhumatisant la blancheur mate du visage, qui s'explique par la rapide et grande diminution des globules rouges. Cette anémie rhumatismale se traduit encore par le souffle cardiaque. Les sueurs sont abondantes et d'une odeur aigre, due à leur acidité. Les urines sont rares, foncées, riches en urée et en urates. Le malade n'a ni céphalalgie, ni délire, mais conserve son entière liberté d'esprit.

Quand la douleur et l'enflure ont disparu, c'est-à-dire au bout de quinze jours à trois mois, le malade éprouve une gêne à se servir de ses articulations ; le rhumatisme a créé cette impotence musculaire que l'on appelle *parésie rhumatismale.*

L'Electropathie interviendra avantageusement dans le traitement du rhumatisme. L'action bienfaisante du courant électrique sur les muscles engourdis n'est plus à démontrer. Elle les réveille, les vivifie leur rend toute leur tonicité, toute leur élasticité. Des applications de courants myopathiques sur les articulations congestionnées, adouciront rapidement la douleur, et amèneront leur résorption complète.

L'anémie rhumatismale cédera devant les inhalations d'ozone, qui, en activant la combustion, augmentera la proportion des globules rouges et fera disparaître le souffle cardiaque.

Le traitement électrothérapique que nous préconisons agit avec un égal succès dans le rhumatisme aigu et dans le rhumatisme chronique.

Chlorose — Anémie — Chloro-Brightisme

La chlorose est caractérisée par la diminution constante de l'hémoglobine des globules du sang. Elle est à peu près spéciale aux jeunes filles et aux jeunes femmes et produit ses ravages principalement au moment de la puberté. C'est une affection dans le développement de laquelle l'hérédité entre pour une large part quoiqu'elle puisse être due à d'autres causes. On cite comme pouvant provoquer la chlorose, les troubles menstruels, les émotions pénibles, les dépenses exagérées, que créent les fonctions d'accroissement. Il n'y a plus équilibre entre l'acquisition et la dépense des forces vitales.

Qui ne connaît l'aspect blafard et jaunâtre de vieille cire que prennent, chez la chlorotique, le visage et les mains.

Les lèvres, les gencives, les conjonctives sont absolument décolorées et ne paraissent plus contenir une goutte de sang.

La malade a complètement changé de caractère : elle est devenue triste, mélancolique, irritable, bizarre. Elle éprouve de violents maux de tête, se plaint d'éblouissements, de vertiges. Le moindre mouvement la fatigue, la moindre émotion accélère sa respiration. Son appétit n'est jamais normal. Tantôt elle mange sans discernement (boulimie) tantôt au contraire elle a pour tous les aliments une aversion profonde (anorexie).

Il arrive assez souvent que la chlorotique a de la polyurie et est obligée de se lever deux, trois fois la nuit, pour uriner ; elle a des crampes dans les mollets ; elle éprouve fréquemment la sensation de doigt mort ou celle de secousses électriques ; elle ne peut arriver à se réchauffer les genoux et les pieds. Les urines n'ont qu'une faible toxicité et présentent parfois un nuage d'albumine. La chlorose est dans ce cas compliquée de brightisme.

Dans l'anémie les éléments constitutifs du sang ne sont plus en équilibre. Le sérum ou partie liquide du sang s'accroît aux dépens des globules rouges et de l'albumine dont la quantité n'est plus suffisante.

L'anémie est une affection secondaire succédant à une maladie organique grave et de longue durée ; elle peut encore être le résultat d'une ou plusieurs hémorragies abondantes ou d'excès de tous genres : travaux intellectuels, veilles, etc.

Quels remèdes nous donne la médecine officielle pour lutter contre ces affections qui s'attaquent surtout à la femme et qui, négligées, la conduiront fatalement à la phtisie, et ses enfants à la tuberculose ou à la scrofule !

On nous prône le quinquina, le fer sous toutes ses formes et le lait, dans le cas de chloro-brightisme. Ce ne sont là que des palliatifs derrière lesquels s'abrite l'impuissance du médecin. Nous ne devons jamais perdre de vue qu'il s'agit de rendre à l'organisme sa vitalité entière et à chaque organe le plein exercice de sa fonction propre. L'électropathie répond à ce besoin en réveillant, en quelque sorte, les propriétés vitales amoindries et en leur communiquant une énergie nouvelle. Le traitement sera complété par les inhalations d'ozone, qui, tout en régénérant le sang, détruiront les colonies de microbes qui ont envahi les organes débilités.

La Scrofule

On désignait autrefois sous le nom de scrofule une affection mal limitée, à manifestations multiples et mal définies, qui pour la plupart doivent se rattacher à la tuberculose. La scrofule ne doit pas être cependant rayée du cadre nosologique, son domaine a diminué sensiblement, mais elle n'en existe pas moins comme entité morbide.

Quelquefois acquise, la scrofule est le plus souvent héréditaire et est caractérisée par une vulnérabilité spéciale du système lymphatique. Elle se rencontre assez souvent chez des enfants issus de parents tuberculeux ou syphilitiques. L'âge avancé, la consanguinité, une détérioration pour une cause quelconque des deux conjoints peut également donner comme résultats, de la scrofule. On a accusé cependant à tort la chlorose, l'anémie, la dyspepsie et les tares arthritiques, qui en général sont impuissantes à la produire.

Quoiqu'il en soit, comme dans toutes les diathèses, il y a plusieurs degrés dans la scrofule. La forme bénigne se rencontre plus fréquemment dans l'enfance, et ce n'est que vers 15 ans que les accidents plus sérieux se produisent. On constate d'abord une abondance excessive du tissu cellulaire avec engorgement des ganglions, de la gourme, de la pseudo-teigne. Les amygdalites à répétition, les angines, les adénites suppurées ou non, l'ozène, l'otorrhée sont tout autant de manifestations scrofuleuses. Les enfants, qui sont dans d'excellentes conditions de nourriture et d'hygiène, peuvent corriger cette prédisposition à des accidents multiples, mais si par malheur, le milieu dans lequel vit le malade est malsain, avec une nourriture insuffisante, un air impur, on voit ces malheureux s'étioler rapidement, et bientôt ils sont réduits à l'état de squelette, avec des suppurations continuelles. Les échanges vitaux sont insuffisants, les poumons ne fournissent plus au sang assez d'oxygène pour former l'hémoglobine qui est nécessaire pour vivifier et alimenter des tissus déjà malades ; c'est ainsi que les leucocytes augmentent de nombre en des proportions telles que la moindre cause, le moindre traumatisme suffit pour déterminer un *locus minoris résistantiœ*, un point de faible résistance où se déclarera soit un abcès froid, soit un ulcère, soit une suppuration intarissable. Tous les médicaments, que l'on peut employer, n'arrivent à aucun résultat sérieux, ce qu'il faut à ces étiolés, à ces débilités, c'est de l'oxygène pur, c'est une excitation vigoureuse, qui permette aux cellules de se multiplier dans de bonnes conditions. C'est pourquoi dans les familles riches ou aisées, le médecin ordonne le séjour à la campagne, au grand air, au bord de la mer, en un mot l'éloignement des agglomérations et des grandes villes, où l'air est chargé d'acide carbonique et ne contient pas d'ozone. Car il est admis que partout l'air à la même composition chimique, on retrouve partout la même proportion d'oxygène, d'hydrogène et d'azote, mais ce qui manque dans l'air des villes et qu'on retrouve à la campagne et surtout au bord de la mer, c'est l'ozone ; voilà la seule différence qui existe entre l'air de la ville et celui de la campague.

8.

Outre que l'ozone est un gaz antiseptique détruisant tous les microorganismes qui retardent la nutrition, c'est un oxydant et un fortifiant par excellence. Malheureusement jusqu'ici on n'avait pu l'obtenir d'une façon pratique, c'est un gaz excessivement instable, qui se détruisait dès qu'il était en contact avec l'air, l'académie électropathique est arrivée à construire un appareil idéal qui donne l'ozone chimiquement pur, impressionnant le papier ozonométrique. Le maniement de cet appareil en est excessivement simple à la portée de tout le monde. Il n'est donc plus besoin de déserter la ville, d'abandonner ses occupations pour accompagner les enfants à la campagne, ou les confier à des parents, amis ou pensions, où ils sont plus ou moins en sécurité on peut avoir chez soi, et à peu de frais, le remède que l'on va chercher bien loin. Quelques séances d'inhalation tous les jours suffisent pour rendre l'appétit, augmenter les forces, combattre énergiquement la scrofule et d'un enfant faible et débilité en faire un jeune homme robuste et fort, résistant aux maladies, qui trouvent un terrain favorable chez les anémiés. C'est d'ailleurs le seul remède efficace de la scrofule, du rachitisme ; aussi ne saurions nous trop engager les parents à posséder chez eux un *ozoniseur* qui leur rendra d'inappréciables services.

Le Diabète

Le diabète est caractérisé par la présence constante du sucre dans les urines. Le sucre est indispensable à la vie : il se fixe dans les éléments anatomiques et y subit des transformations ; il sert à la réparation des tissus, et est utilisé pour les combustions : il est une source de chaleur et de force. Mais pour cela il faut qu'il y ait équilibre entre la production et la consommation du sucre ; la rupture de cet équilibre laissant le sucre en excès produit le diabète. On admet l'influence de l'hérédité, de la goutte, du rhumatisme dans le diabète. Cette affection peut survenir par suite de traumatisme ; ébranlement violent, accidents de voiture ou de chemin de fer.

Les débuts du diabète sont généralement insidieux. Il n'est pas rare de voir des diabétiques rendre 15, 20 et 30 grammes de sucre par jour, sans avoir conscience de leur état, et cela pendant des années ; ils se félicitent au contraire de leur appétit, de leur embonpoint, de leur santé. Il est cependant de nombreux symptômes, qui auraient pu les mettre sur la voie de l'affection qu'ils traînent, sans en soupçonner l'existence et dont il serait facile d'arrêter la marche à ses débuts. La salive est acide, la bouche sèche, la langue pâteuse ; les dents bien que d'apparence saine, quittent leurs alvéoles (gingivite expulsive), on éprouve de la lassitude, une faiblesse musculaire, dont on ne découvre pas la cause, des crampes, des courbatures.

Quand la maladie augmente, elle présente d'autres

symptômes qui sont plus ou moins accusés, selon les cas, mais ne font jamais défaut.

C'est d'abord la sécheresse insolite de la gorge et de la bouche, une soif ardente parfois impérieuse ; ce sont des urines fréquentes et abondantes, présentant des caractères spéciaux. La peau devient sèche et rugueuse ; elle se couvre d'eczéma ; les ongles deviennent friables. Bientôt apparaissent les anthrax, les phlegmons, la gangrène : Il n'est pas rare de constater des symptômes de cette nature chez des malades qui rendent de 30 à 60 grammes de sucre par jour.

Chez certains, les fonctions de la respiration sont profondément troublées, par suite d'une absorption moindre d'oxygène ; les poumons sont dans un état de réceptivité favorable aux agents de la suppuration, de la gangrène, de la tuberculose, de la pneumonie.

Le diabète est la maladie de l'adulte : les cas assez rares constatés chez les enfants sont toujours très graves : ils revêtent d'emblée la forme maigre à marche rapide et se terminent fréquemment par la tuberculose et le coma.

Le devoir du médecin, la tâche qui s'offre à lui, est d'enrayer la production exagérée du sucre et de faciliter l'oxydation du sucre déjà produit, et dont l'excès provoque des troubles. Il devra prescrire un hygiène alimentaire spéciale. Des inhalations d'ozone, viendront activer la combustion insuffisante et les échanges nutritifs. L'application de courants myopathiques sur le foie et les reins, complètera le traitement dont les effets salutaires se montreront bientôt. On pourra constater soi-même, les rapides progrès du traitement que nous indiquons, en faisant faire de fréquentes analyses des urines ; la quantité de sucre aura largement diminué au bout de quelques jours.

Obèsité

L'*obèsité*, qu'il ne faut pas confondre avec l'embonpoint, est une maladie de tous les âges, plus fréquente néanmoins chez les adultes que chez les vieillards. Les femmes y sont plus sujettes que les hommes surtout au moment de la puberté, à l'occasion d'une grossesse ou au moment de la ménopause. L'obésité, est quelquefois la conséquence d'une affection aiguë et dénoïe toujours des modifications profondes apportées à la nutrition.

Aussi ne s'agit-il pas d'être gros mangeur pour devenir forcément obèse, et une alimentation graisseuse exagérée ne produit pas l'obésité plus sûrement que les aliments féculents sucrés et les boissons alcooliques. Je citerai, comme exemple, les Esquimaux qui se nourrissent presque exclusivement de graisse et qui ne sont pas plus atteints d'obésité q e les habitants des pays méridionaux.

Ce ne sont donc point ces causes alimentaires qu'il faut incriminer, mais bien le ralentissement des oxydations et la combustion incomplète de ces substances.

Cet arrêt de la combustion prédispose aux engorgements de tous les organes et, tôt ou tard, à la congestion. L'élimination des molécules supplémentaires de graisse ne peut plus se faire, le protoplasma n'a plus assez de vitalité pour lutter victorieusement et peu à peu la cellule est envahie, le noyau étouffé sous la graisse. Celle-ci s'accumule dans tous les tissus de l'organisme. Les interstices musculaires sont remplis et les contractions des muscles deviennent de plus en plus pénibles gênées par le volume et le poids de la graisse, qui ralentit et finit par empêcher les échanges vitaux.

Les conséquences de cette mauvaise nutrition se font bientôt ressentir. La face devient bouffie, cyanosée, les muscles perdent leur force et leur élasticité, des rides profondes se creusent ; l'abdomen saillant surtout dans sa partie inférieure, retombe parfois sur la partie antérieure des cuisses, les membres deviennent volumineux et disgracieux.

L'appétit est tantôt augmenté, tantôt diminué, les digestions deviennent lentes et pénibles. Les malades sont lourds, essoufflés aux moindre effort, l'ascension des escaliers devient pénible, le malade est obligé de s'arrêter très souvent. Sueurs abondantes, palpitations, vertiges, somnolence après les repas, apathie intellectuelle et physique, et tant d'autres troubles, qu'il serait trop long d'énumérer, rendent la vie très dure et parfois insupportable.

Aussi que ne fait-on pas pour se débarrasser de cette infirmité si gênante. Privation de nourriture, alimentation choisie d'après les nombreuses ordonnances des médecins, pas de sucre, pas de féculents, suppression d'alcool, bière, purgatifs, saisons d'eaux, voire même des promenades forcées, exercices physiques, etc.

Quelquefois une légère amélioration se produit, mais si passagère ! et malgré tous les soins, la maladie continue son cours et la dégénérescence graisseuse de tous les organes emporte le malade s'il ne succombe à une maladie intercurrente (érysipèle, pneumonie, etc.), qui chez les obèses ont une gravité extrême.

Il est donc de toute nécessité d'enrayer le mal, il n'est jamais trop tard, et où la médecine ordinaire a épuisé toutes les ressources de la thérapeutique scolastique l'électropathie, peut promettre un succès certain.

Il suffit, en effet, d'aider la nature, de favoriser l'élimination du superflu en activant et augmentant les combustions de l'organisme. C'est ce problème qu'a résolu l'électropathie et depuis des années qu'elle accomplit des merveilles, il ne se passe pas de jour sans que nous ne recevions les remerciements des nombreux malades à qui notre méthode a rendu la santé et la force.

Pour obtenir ce merveilleux résultat il suffit d'un traitement régulier à l'aide des courants myopathiques — et dans les cas rares des courants galvaniques de haute intensité. — Mais incontestablement la franklinisation avec ces douches, bains et révulsions constitue la méthode de choix.

La désagrégation et la résorption de la graisse s'opère aussi sans que le malade n'en éprouve aucun inconvénient ; et il est lui-même étonné d'être débarrassé de son infirmité en peu de temps, sans privation, sans régime et sans douleur.

Maladies de Peau

P armi les plus fréquentes et n'ayant comme thérapeutique réellement curative, que l'Electropathie, citons les prurits, l'urticaire et l'eczéma. Les résultats obtenus dans ces divers affections font le plus grand honneur à notre méthode Electropathique. Aussi les malades constateront-ils avec la plus grande satisfaction, les heureux effets thérapeutiques obtenus. Nous ne comptons plus les guérisons.

Malgré la connaissance parfaite des causes de ces dermatoses autotoxiques la médecine courante s'acharne d'une façon incompréhensible, à vouloir traiter par des pommades, des lotions, etc., des affections qui ne relèvent que d'un traitement général. Aussi, de ces mauvaises applications, résultent-ils pour les malades, de nombreuses dépenses, qui, cependant sont loin de leur donner la guérison. Il est constant que les prurits sont dus en général à un trouble nerveux central ou périphérique, trouble qui peut être primitif ou réflexe, déterminé par une auto-intoxication éloignée. Il est donc très compréhensible, que même le meilleur traitement local, n'aura aucune action sur cette affection cutanée, qui n'est en somme que la manifestation extérieure de troubles internes. Aussi, en conseillant les bains, douches et effluves statiques, à l'aide de nos machines électro-statiques, indiquons-nous à ces mala-

les le véritable traitement curatif. Car c'est par la
masse de courants électriques mise en jeu, que nous
rétablissons les troubles nerveux, et brûlons in-vitro
tous les déchets organiques cause de l'intoxication.

De même dans l'urticaire (éruption angio-névrotique
caractérisée par des élevures œdémateuses limitées) les
troubles nerveux jouent le grand rôle prépondérant.
Émotion, hystérie, neurasthénie, sont des causes d'urticaire. Et alors, pourquoi s'étonner du pouvoir merveilleusement curatif de la franklinisation, n'avons-nous
pas vu que cette hystérie, cette neurasthénie n'obtien-
nent guérison que par l'électricité statique.

Une inflammation superficielle de la peau, accompagnée de prurit, marquée par des vésicules (laissant
suinter un liquide peu abondant), par des croutes, et de
la desquamation, constitue l'eczéma.

Il est classique que l'eczéma reconnaît comme causes
prédisposantes : les auto-intoxication, l'arthritisme, les
troubles nerveux, il est donc rationnel de donner même
traitement à une affection qui a les mêmes causes que
les prurits, l'urticaire. Aussi préconisons-nous les douches, bains, et effluves statiques, comme traitement de
choix.

Les prurits, l'urticaire, l'eczéma, sont des affections
très tenaces, durant, non pas des mois, mais des
années, quand par malheur la phase chronique succède
à l'accès aigu. Aussi sommes-nous heureux de pouvoir
garantir à nos malades, la guérison la plus absolue,
par notre méthode électropathique.

Qu'importe un traitement plus onéreux, pour qui tient
sa santé et à la guérison certaine.

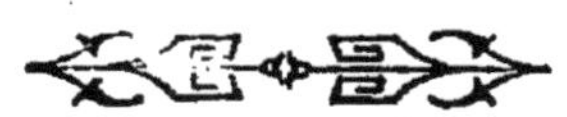

Ulcères Variqueux

C'est la complication grave et la plus fréquente des varices du membre inférieur.

Presque uniformément, ces ulcères ont pour siège le tiers inférieur de la face interne de la jambe.

La fréquence n'est pas à démontrer, car toutes les personnes plus ou moins fortes, et à circulation très ralentie, ont presque toutes, subi, en dehors des varices des ulcères variqueux.

La complication est grave, car en dehors de cette réaction cutanée, il peut très bien s'établir des modifications profondes amenant de la phlébite qu'accompagne parfois la terrible embolie occasionnant la mort brutale.

Tout le monde sait qu'un choc, déchirant la peau mince qui recouvre la veine produit une hémorrhagie

Les professions où l'on se tient debout sans marcher. Les grossesses qui amènent des troubles de l'hydraulique circulatoire des membres inférieurs, l'âge 40 à 50 et qui partant l'arthritisme sont les grandes causes prédisposantes à l'ulcère variqueux.

La chute de la peau, une surface rouge violacée et sanieuse succédant à cette chute indiquent le début de l'ulcère variqueux.

Plus tard (c'est-à-dire dans les quelques jours suivants) apparaît une ulcération à bords durs et taillés à pic — présentant un fond saignant, inégal et secrétant du pus. L'ulcère variqueux est alors constitué à sa période d'état.

Parfois quelques hémorrhagies, constamment un épiderme pigmenté et épaissi, causes de troubles de sensibilité, de zones d'anesthésie complètent le tableau symptomatologique de l'ulcère variqueux.

Essentiellement chronique, l'ulcère variqueux présente souvent des phases d'aggravation, rarement de guérison. Et dans ce cas heureux il donne alors naissance à la production d'une cicatrice, lisse, blanche, rétractée et adhérente à l'os.

Hormis les complications, le praticien considère l'ulcère variqueux comme peu digne d'intérêt. Aussi, se contente-t-il couramment d'ordonner le port d'un bas à varices, d'exiger le repos absolu au lit, de faire mettre des pansements antiseptiques sur la plaie, voir même d'exciter le bourgeonnement par des attouchements à la teinture d'iode ou au nitrate d'argent. Et tout cela sans aucun résultat.

Sa technique est parfaite. Car c'est la seule que lui enseigne la médecine de l'école. Mais pour le malade elle est nulle, car elle ne lui donne pas la guérison.

Et cependant tout le monde est d'accord pour reconnaître que l'ulcère variqueux est la résultante d'un état de mauvaise nutrition des tissus dont les vaisseaux ont subi une dégénérescence.

Connaissant la cause, pourquoi ne pas y apporter le seul remède efficace : la franklinisation.

Il devient classique que l'action vraiment curative du souffle statique se fait sentir dès les premières applications. Et que en peu de temps s'obtient l'amélioration totale de tous les symptômes qui accompagnent cette pénible affection.

Aussi engageons nous vivement ces malades à faire usage de nos appareils Electro-Statiques.

Après quelques applications ils conviendront que tous comptes faits, ils auront réalisé bénéfice d'une grande économie de temps et de frais de médicaments illusoires.

La Surdité

—

La surdité peut être définie : abolition du sens de l'ouïe.

Conséquence d'une malformation de l'oreille (sourd-muet) ou de lésion de l'oreille intérieure, la surdité est absolument incurable ; c'est la minorité des cas. Le plus souvent la surdité tient à une complication créée par les lésions inflammatoires de l'oreille externe ou de l'oreille moyenne (otites).

Dans ce cas, la surdité est très curable à la seule condition qu'elle ne soit accompagnée d'aucunes lésions anatomiques.

Nous présenterons donc à nos lecteurs le cas le plus commun de surdité acquise — otite externe ou moyenne se compliquant d'ankylose de la chaîne des osselets.

Le début est toujours inflammatoire et s'accompagne d'écoulement. Le malade éprouve des douleurs très vives au fond de l'oreille et dans la tête, des vertiges, des bourdonnements et une surdité complète.

En cas de régression du processus inflammatoire cette surdité peut disparaître presque totalement ; mais le plus souvent la lésion s'aggrave en attaquant la membrane du tympan, qui devient rouge, enflammée.

C'est alors que sous la double action de la non-activité et du processus inflammatoire, s'établit à demeure cette modification mécanique dans la perception des ondes sonores : *l'ankylose de la chaîne des osselets.*

Nous sommes alors en présence non d'une lésion anatomique des organes récepteurs, mais en présence d'une simple modification mécanique dans les organes propres à la propagation des ondes jusqu'à l'organe récepteur.

Cette modification qui n'est, en somme, qu'une interruption momentanée, est parfaitement curable par la *méthode électropathique.*

Jusqu'ici la médecine courante n'a donné aucun résultat. Et, cependant, que n'a-t-on fait pour combattre les affections aiguës et chroniques de l'oreille : injections, révulsifs, antiphlogistiques généraux et locaux. Tout a été sans résultat. Et cependant il fallait un traitement qui put non-seulement soulager les malades, mais les guérir. L'électricité est ici d'un grand secours et le moyen curatif par excellence. Par des applications bien mesurées on combat efficacement l'otite catarrhale. Les douleurs cessent, la surdité moins accentuée, le tympan retrouvant sa souplesse transmet intégralement tous les sons, de sorte que quelques semaines de traitement suffisent pour rendre à l'ouïe toute son acuité et sa finesse primitives.

La difficulté est naturellemet plus grande quand on est en présence d'une perforation du tympan ou d'une ankylose complète des osselets. Les résultats sont toutefois les mêmes si on a soin d'ajouter aux *séances otopathiques* quelques applications de *courants* myopathiques qui, par leur action essentiellement tonique et décongestionnante, font disparaître les dernières traces d'inflammation et permettent ainsi au courant d'agir directement sur l'ankylose.

Pour traiter un organe aussi délicat que l'oreille, il fallait construire un appareil spécial qui, absolument inoffensif pour les malades, puisse leur permettre de combattre et de guérir leur pénible affection. C'est ce qu'a fait l'Académie électropathique en créant ces divers *appareils otopathiques.*

Hernies

Nous avons surtout en vue la Hernie inguinale qui est de beaucoup la plus fréquente et qui par son étranglement peut occasionner une mort rapide.

Due à une faiblesse de la paroi la hernie doit être considérée comme une expulsion, en dehors de sa situation normale, de toute partie abdominale.

Elle se compose d'une enveloppe (Peau, tissus cellulaire), sac herniaire comprenant lui-même (le Péritoine, une couche fibreuse, et des fibres musculaires).

Quant au contenu du sac, soit gros intestin, soit intestin grêle, avec ou sans épiploon.

Parfois d'autres organes abdomineux (appendice, ovaire, etc.). Quelle soit congénitale (vice du canal vagino-péritonéal), qu'elle soit acquise par force ou par faiblesse, la hernie se manifeste par un ensemble de faits cliniques qui permettent d'en établir la présence.

Le gonflement de la région. Une douleur au moment d'un effort pour soulever un poids.

Une tuméfaction périforme ou pas, donnant une matité ou une sonorité suivant que l'épiploon accompagne ou n'accompagne pas l'anse intestinale. Une sensation de gêne, de tiraillement et de douleurs quelquefois très vives sont les principaux symptômes marquant la hernie.

Par les ménagements qu'elles nécessitent, par la défense absolue de tous les travaux rudes qu'elles imposent, ces hernies constituent une très grosse infirmité. Infirmité qui ne peut que s'accroître et parfois faire courir aux malades les plus grands dangers. Et voire même au cas où elles se compliqueraient d'étranglement (accident malheureusement trop fréquent) les conduire fatalement à la mort.

Il est donc de tout intérêt pour le malade, de soigner son affection dès le début.

Le port d'un bandage, n'est qu'un palliatif, un moyen de contenir la tumeur sans la guérir.

Les mêmes dangers subsistent, la cause demeurant. La cure radicale faite par le chirurgien, peut-être un excellent moyen. Et même si ce n'était le gros risque de l'acte opératoire, nous l'admettrions volontiers. Mais nombre de malades se résignent difficilement à tenter de gaieté de cœur, des dangers si réels. C'est pourquoi, considérant l'opération comme acte de l'extrême limite, nous prions instamment ces malades de mettre à profit les procédés classiques d'électropathie. Dans presque tous les cas, pour ne pas dire toujours, ils donnent de merveilleux résultats. Acquérir la guérison sans peine et sans danger pour son existence, mérite considération Aussi, tout malade doit-il prendre le mieux, avant de se résoudre au moyen ultime.

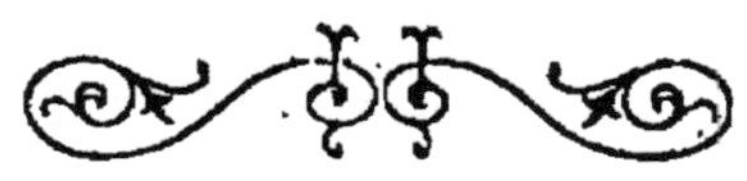

Maladies des Articulations

Arthrites. — Ankyloses. — Déformations

articulaires

A la suite de refroidissements, traumatismes, rhumatisme héréditaire ou acquis, nos articulations sont engourdies, déformées et souvent complètement immobilisées. Les membres atteints refusent tout service et, outre l'intolérable douleur à laquelle nous sommes en proie, il est de toute nécessité de nous débarrasser au plus vite de ces affections, car elles entraînent toujours à leur suite une multitude de désagréments plus graves les uns que les autres.

Une longue expérience nous a démontré, de façon éclatante, que l'Electricité était le remède sans rival pour ces sortes d'affections. L'empâtement, l'engorgement et la fluxion des articulations ne résistent pas à l'action souveraine des courants myopathiques appliqués sur la partie atteinte. La douleur disparaît comme par enchantement, et avec elle la contraction des muscles, la rétraction des nerfs à qui sont rendus la tonicité et l'élasticité premières, que nous pouvions croire disparues pour toujours.

Dans les cas les plus graves, ceux qui datent de longtemps, qu'on a traités d'après la médecine courante sans résultat appréciable, faut-il le dire, et sans soulagement, le malade court vers l'atrophie musculaire, vers l'impotence complète. On considère cet état comme incurable. Il l'est, en effet, avec le traitement employé jusqu'à ce jour. Le patient n'a qu'à souffrir avec résignation, et à attendre que la mort vienne abréger ses tortures. Telle a été jusqu'à présent la seule fin permise au malheureux impotent. Nous lui en indiquons une autre. Si le malade veut se soumettre à la médication que nous lui signalons, il aura bientôt fini de souffrir, il retrouvera l'usage de ses membres. Au bout de trois ou quatre mois, au plus, grâce à l'emploi des courants myopathiques et électrolyseurs, l'empâtement, le gonflement de ses articulations aura entièrement disparu ? Elles auront recouvré leur souplesse et se seront débarrassées de leurs déformations.

Les applications électropathiques, que nous préconisons, sont suffisamment efficaces pour combattre et annihiler les crises les plus violentes : elles triomphent des cas les plus invétérés, et ne nous ont, jusqu'à présent, fait enregistrer que des succès.

Blennhorragie. — Rétrécissement de l'urèthre

Sans être une affection bien grave en elle-même, la blennhorragie ne doit pas être négligée ou traitée d'une façon incomplète. C'est une des maladies qui influe le plus sur le moral du malade. Le malheureux atteint d'un écoulement de l'urèthre n'ose, par une fausse honte, l'avouer à son médecin. Il attend d'abord quelques jours, espérant que tout va disparaître, et ce n'est que la douleur et la crainte des complications, qu'il sait nombreuses et redoutables, qui l'amènent dans une officine quelconque dont il a trouvé la réclame trompeuse, à la quatrième page des journaux. Après avoir usé une quantité considérable de préparations et d'injections, le malade n'est pas plus avancé, et sa blennhorragie aiguë s'est transformée en écoulement chronique (goutte militaire). Les injections, toutes plus ou moins caustiques, ont cicatrisé incomplètement les plaies suppurantes de l'urèthre en provoquant un tissu cicatriciel, cause fatale d'un rétrécissement uréthral. C'est alors que le moral est atteint. Le malade fuit la société, il recherche la solitude où il peut penser à son mal et se donner les soins intimes que réclame son état, il redoute le moment où il sera obligé de recourir à un médecin ou à un chirurgien, parce que ses amis et son entourage connaîtront sa maladie, et il conserve son affection, il endure toutes les souffrances et favorise ainsi les complications.

Nous ne saurions trop déclarer à ces malades, qu'il est très important de se traiter au début, nous mettons à leur disposition un traitement aussi simple qu'énergique. Le courant électrique modifie la muqueuse, détruit les éléments nécessaires au développement du gonoccoque et quelques jours suffisent pour arriver à la guérison.

Le rétrécissement de l'urèthre nécessitait autrefois une opération sanglante, qui n'était pas sans danger, surtout par les accidents post-opératoires assez fréquents, fièvre, abcès, fistules, etc. Point n'est besoin, aujourd'hui, du bistouri, l'électrolyse linéaire agit merveilleusement sur le tissu cicatriciel du rétrécissement, et lui rend son élasticité première. Il n'y a donc plus à craindre les complications, aussi ce traitement est-il devenu classique et rend tous les jours d'immenses services. Tous les malades qui se sont adressés à nous ont été surpris de la simplicité de l'opération et du résultat remarquable obtenu sans douleur et sans être obligé de suspendre ses occupations, une seule journée.

HYPERTROPHIE DE LA PROSTATE

C'est une affection des plus fréquentes chez l'homme de 50 à 60 ans. Age où l'Artério sclérose (durcissement des artères) donne ses plus dangereuses manifestations.

Son début insidieux ne se marque que par une fréquente envie d'uriner la nuit, par un retard dans la miction, un manque de force dans la projection du jet (le malade pisse sur ses chaussures) et surtout par des érections génantes, en sorte que le malade considère son affection comme une chose inavouable.

Aussi sont-ils nombreux ces malheureux qui préfèrent souffrir de cette pénible affection plutôt que de recourir aux soins du médecin.

Et cependant, sans vouloir parler de la cystite, de la néphrite, de l'hématurie, que d'accidents graves ne courent pas ces malades ! Car à cette période de début succède une période de rétention d'urine qu'accompagne une sensation de pesanteur douloureuse. Et c'est au prix des plus grand efforts que ces malades ne peuvent émettre que quelques gouttes insignifiantes d'urine.

Fréquemment le tableau clinique se compl..que et à cette période de rétention succède une période d'incontinence — le malade éprouve constamment le besoin d'uriner — parfois il a conscience de son besoin, par contre, il arrive que l'incontinence est vraie et qu'à son nsu il souille ses vêtements et sa couche.

Aussi à cet ultime période, la vie devient-elle pour lui un véritable martyre. C'est la fin inévitable au milieu du terrible gâtisme.

A cette affection très longue et très lente dans son développement que propose donc la médecine courante.

Oh ! bien peu de choses, des moyens *prophylactiques*, tout d'abord éviter les excès d'aucune sorte, les refroidissements, la constipation. Et, à ces bons conseils, elle joint couramment quelques médications iodurées. Le chirurgien plus radical propose l'ablation de la glande, la castration et la résection des canaux déférents chez les congestifs et les scléro-veineux.

Le moyen est plus prompt, mais vaut moins que le mal. Car cette mutilation n'a qu'un résultat, faire tomber le malade dans l'hypocondrie (ou maladie noire) le dégoûter de l'existence et le conduire infailliblement au suicide.

Il existe cependant un moyen curatif par excellence, de même que la médecine Electropatique agit sur les fibromes utérins, de même elle agit et guérit l'hypertrophie de la Prostate.

L'évolution est lente, avons nous dit, aussi est-il sage et prudent de prendre l'affection au début. Par des applications immédiates, le malade s'évitera la suite pénible des complications inévitables — plus de rétentions, plus d'incontinence possible, la prostate ramenée à son volume normal en un temps très court, rendra toute perméabilité et tonicité à l'urèthre comprimé.

Le traitement étant des plus simples et des moins coûteux, ce serait agir contre soi-même que de ne pas user des séances faites à l'aide du Prostatopathique de l'Académie Electropathique.

L'IMPUISSANCE

L'*évolution* morale de l'individu est très étroitement liée à son évolution génitale. Il est facile à chacun de vérifier l'exactitude de cette observation.

Considérez l'enfant, analysez sa conduite et ses actes et vous verrez que son seul et unique mobile est d'obéir à l'amour immodéré de lui-même.

Voyez le — jeune homme — ses sens ont parlé et revendiqué l'exercice de leurs fonctions propres. Aussi à ce « petit égoïste » succède une période de nobles et généreuses folies. Le vrai, le beau, le bien, ou ce qu'il croit tel. Voilà son unique passion.

Mais cette fougue de dévouement ne tarde pas à s'assagir. Avec les années, l'homme mûr est devenu pratique; et vieillard, il retombe dans l'égoïsme du premier âge. Tel est le chemin parcouru par l'homme aux trois grandes époques de son existence.

Cependant il est une catégorie d'individus qui jamais n'ont parcouru cette route. Les uns, aux traits efféminés n'ont jamais connu le langage des sens. D'autres, à l'aspect plein de force et de vigueur doués d'une puissance musculaire extraordinaire sont irrésistiblement poussés vers les exercices physiques. Ils ne redoutent pas la fatigue et cependant comme les premiers, ce sont des impuissants d'origines. Leurs organes de la génération ne fonctionnent pas d'une façon normale.

Ces deux groupes forment un contingent relativement faible parmi les impuissants qui viennent solliciter les secours du médecin. Plus nombreux sont ceux qui, après avoir joui pendant longtemps d'organes normalement constitués, sont devenus impuissants à la suite d'excès, de maladies.

Nous ne donnerons ici que les principales causes de l'impuissance acquise.

En premier lieu nous signalerons les maladies de l'appareil génital lui-même. Tout affection qui intéresse l'organe retentit forcément sur la fonction et tend à la supprimer.

.La Blennhorrhagie, en dehors des complications immédiates, comme la cystite du col, la prostatite, l'orchite et parfois le rétrécissement — est un des grands facteurs de l'impuissance.

Car il arrive fréquemment qu'à la période aiguë succède une irritation chronique du canal de l'urèthre, irritation qui progressivement affaiblit les sensations voluptueuses — jusquau jour où ces sensations deviennent douloureuses, et font éviter un acte dont la répétition est des plus pénibles. .

D'autres causes moins locales produisent un effet tout aussi désastreux. Nous voulons parler des excès des abus. Tout exercice modéré assouplit, fortifie l'organe qui est en jeu. Qu'il s'agisse de nos muscles ou de nos organes de la génération, les choses se passent de même façon. Mais si nous sommes toujours à les solliciter, à vouloir toujours obtenir d'eux un travail nouveau, ils ne répondent plus à notre appel. Nous avons dépassé la mesure, et par le surmenage créé l'impuissance./

L'impuissance peut être consécutive à de nombreuses affections aiguës ou chroniques. Au premier rang, citons l'*Impaludisme* et l'*alcoolisme*.

L'impaludismo auxquels sont exposés de nombreux soldats, fonctionnaires commerçants, colons, que les devoirs ou les affaires obligent à faire de longs séjours dans les pays malsains et toujours infectés de malaria, joue un grand rôle dans l'étiologie de l'impuissance.

Il en est de même de l'alcoolisme, cette plaie hideuse qui envahit toutes les classes de la société et dont les tristes victimes ne se comptent plus.

Que faire quand on est atteint de cette pénible infirmité, quand on n'a plus de l'homme que l'habit? Y a-t-il un remède pour combattre l'impuissance? pour rendre aux organes affaiblis ou épuisés une activité et une vigueur nouvelles? On a essayé bien des remèdes, bien des drogues, des injections. Brown Sequard a donné, dernièrement une lueur d'espoir aux malheureux impuissants, à l'aide de ses injections, dont les résultats ont été à peu près nuls. Cependant le remède existe, il est à la portée de tout le monde et l'on est réellement étonné que la médecine ne l'ait pas employé plutôt. Il est parfaitement reconnu, aujourd'hui que des séances de franklinisation à l'aide de l'ozoniseur électrostatique de l'Académie Electropathique, donnent des résultats merveilleux.

Et que dans les cas moins graves l'application de courants myopathiques amènent la guérison complète en un mois — six semaines.

Troubles des organes génitaux de la femme

Congestion de l'Utérus
Amenorrhée — Dysménorrhée
Leucorrhée ou Flueurs Blanches

Depuis la puberté jusqu'à la ménaupose (retour d'âge), la femme perd, chaque mois, par les organes génitaux une certaine quantité de sang. Elle éprouve, à cette occasion, pendant quelques jours une congestion très intense de ses organes génitaux internes. Une des vésicules se rompt, un ovule se détache et s'échappe au dehors entraîné par le sang. On donne à ce phénomène périodique et régulier les noms de règles, menstrues, époques menstruelles, etc.

Si les menstrues n'apparaissent pas chez la femme pubère ou ne font leur apparition qu'à des intervalles irréguliers et éloignés, on dit qu'elle est atteinte d'aménorrhée. Les causes ordinaires du retard des règles chez la jeune fille ou de leur suppression chez la femme sont l'anémie, la chlorose et la phtisie.

Il est nécessaire, dans ce cas, de reconstituer le sang artériel profondément altéré et de décongestionner l'utérus en facilitant l'écoulement du sang. Nous arrivons rapidement à un bon résultat par l'emploi simultané des courants électrolyseurs et des inhalations d'ozone, qui constitue, nous l'avons démontré fort souvent, un énergique reconstituant.

L'électricité nous sera encore d'un puissant secours pour combattre la dysménorrhée que caractérisent la venue irrégulière des menstrues et leur évacuation douloureuse. Il suffira d'appliquer sur l'abdomen quelques éléments électropathiques pour enlever, comme avec la main, la douleur éprouvée. Les courants électrolyseurs fournis par nos appareils feront le reste. La malade après quelques jours de traitement sentira un grand soulagement et l'organe affecté aura recouvré la régulière périodicité de ses fonctions.

La leucorrhée (flueurs blanches) est un flux muqueux blanchâtre qui se fait par les voies génitales de la femme, sans lésion organique appréciable, soit dans l'intervalle des règles, soit pendant les quelques jours qui précèdent ou qui suivent leur écoulement menstruel. C'est un signe certain de pauvreté du sang et de lymphatisme. La leucorrhée est très fréquemment observée chez les femmes ou jeunes filles qui habitent les grandes villes. Cette affection négligée, détermine bientôt de violentes douleurs et produit par réflexe nerveux de la gastralgie, de l'anémie, de la chloro-anémie.

Nous engageons vivement les malades soucieuses de leur santé et désireuses d'éviter les terribles complications que cette affection entraîne fatalement, et si on n'y prend garde, à ne pas hésiter à enrayer la marche de la leucorrhée dès son apparition.

Nous ne saurions trop appeler leur attention sur le traitement que nous préconisons, traitement dont l'efficacité absolue est confirmée par de nombreuses expériences : Application sur l'abdomen de nos éléments électropathiques. Inhalations d'ozone pour remédier à la pauvreté du sang, combattre l'anémie et augmenter la puissance et la quantité des globules rouges. —

Tumeurs fibreuses de la matrice

Les tumeurs fibreuses ne sont pas rares à la surface de la peau et dans le tissu cellulaire sous-cutané. On les rencontre à la base du crâne, dans les mâchoires et dans les seins ; mais leur siège de prédilection est l'utérus.

La tumeur fibreuse de l'utérus ou fibrome, débute d'une façon insidieuse. La malade conserve quelque temps une apparence de santé. Elle a bien des pertes blanches, ses règles sont supprimées ou au contraire sont très abondantes ; mais elle ne se doute pas de la cause de ses troubles, car elle n'éprouve pas de douleur. Son état va s'aggraver.

La tumeur de très petit volume au début grossit tous les jours. Elle va bientôt occuper tout l'abdomen. Les tiraillements, les élancements se font maintenant sentir dans la région des reins et dans les cuisses ; la miction devient difficile : la malade éprouve une sensation pénible de pesanteur dans le bas-ventre qui grossit toujours. Elle consulte un médecin : il n'y a qu'un seul remède. L'intervention chirurgicale s'impose : il faut extirper le corps étranger et pour cela ouvrir le ventre, trancher et couper dans le vif. Admettons que la patiente n'ait pas succombé, supposons qu'elle se soit réveillée du sommeil provoqué par le puissant narcotique qui l'avait endormie, que la plaie affreuse, résultat de l'opération sanglante, ait pu se cicatriser : ce qui aura demandé de longs mois d'immobilité et de souffrances, il y a gros à parier que l'opération subie n'aura pas été définitive; il faudra, la tumeur s'étant à nouveau formée, se soumettre à de nouvelles tortures.

Nous évitons à nos malades toute opération sanglante; nous leur indiquons un traitement qui, pour être sans aléa, n'en est pas plus douloureux. Il est à la portée de toutes les femmes qui ont senti les premières atteintes du mal, ou plutôt ces premiers inconvénients; pertes blanches, hémorragies, douleurs dans l'abdomen, etc. Il suffira qu'elles veuillent se soumettre de dix minutes à un quart d'heure, matin et soir, au courant électrolyseur. Sous l'influence de ce courant convenablement dosé, les douleurs auront bientôt disparu. Le fibrome se résorbera peu à peu et, de même, diminuera le volume exagéré de l'abdomen. Nous n'avons pas, jusqu'à ce jour, rencontré de fibrome de l'utérus, qui ait résisté à l'action énergique de notre traitement continué pendant deux mois.

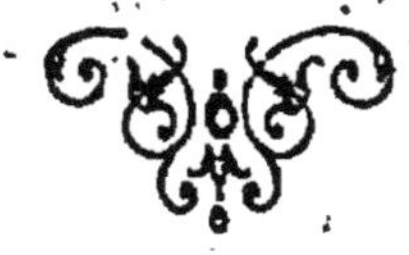

MÉTRITES

Les métrites, ou inflammation de la muqueuse *utérine* — peuvent se classer en deux : Métrites aigues et Métrites chroniques.

Les causes habituelles des premières sont : l'accouchement, la fausse-couche, la blennorrhagie, et parfois la masturbation, grâce aux germes sceptiques introduits dans la vulve.

Une sensation de pesanteur dans le bassin des douleurs dans les cuisses et les reins, — un palper abdominal suspubien très sensible (et parfois même tout l'abdomen), un écoulement purulent, muco-purulent, et parfois sanguinolent à la fin de la première semaine, constituent les signes fonctionnels — sans oublier cependant les hémorrhagies — parfois mortelles.

La médecine courante prétend, qu'avec du repos absolu au lit, des lavages, aux divers antiseptiques, des tamponnements, etc., l'affection peut se guérir en 5 à 6 semaines.

C'est la minorité, car couramment la Métrite aigue se complique de lésions *nouvelles* (salpingite, — salpingo-ovarite) et même chose rare, de cas de mort par infection péritonéale.

Cependant il est incontestable que la Métrite chronique qui peut apparaître d'emblée, constitue dans la majorité des cas, la complication courante de la Métrite aigue.

Aux causes puerpérales et vénériennes de la Métrite

aiguë il y a lieu d'ajouter les causes générales, tuberculose, scrofule, anémie, mauvais état digestif, etc.

Une augmentation dans les symptômes fonctionnels
de la Métrite aiguë, une pesanteur dans le petit bassin,
une irradiation douloureuse dans les reins et dans les
jambes, des troubles digestifs et nerveux, inquiétant la
santé générale, des pertes blanchâtres et gélatiniformes,
des règles douloureuses, irrégulières et abondantes (à
tel point que les malades sont toujours dans le sang)
sont les principaux signes d'une Métrite chronique.
Ajoutons cependant une constipation constante et un
besoin fréquent d'uriner — et chez quelques malades
un coït extrêmement douloureux.

Mise en présence d'une Métrite chronique la médecine
courante avoue son impuissance et déclare l'affection
presqu'incurable. Et parlant des hémorrhagies qui peuvent accompagner la Métrite chronique, elle nous les
signale comme fort graves, au point de mettre en danger les jours de la malade.

Réprimant hautement tous ces curetages et mutilations diverses, œuvre de la chirurgie moderne, — la
Médecine Electropathique promet, non pas l'amélioration mais la guérison à toutes ces malades, et combien
nombreuses hélas ! qui veulent bien se confier à elle.
La science fait des progrès aussi deviendra-t-il classique
d'abandonner curette et bistouri — et confier au seul
courant Electrolyseur, le soin de guérir ces terribles
affections qui par la stérilité détournent la femme de la
voie sociale — et en fait en même temps, d'un être plein
de grâce, un être malingre et malheureux de la vie.

Salpingite, Salpingo-Ovarite

Dans un précédent article nous avons mentionné, la Métrite et la Métrite chronique comme point de départ fréquent de la Salpingite et de la Salpingo-ovarite. Dans quelques cas rares cependant, soit à la suite d'infection puerpérale, soit d'infection blennhorragique, le microbe infectieux (suivant la voie génitale) peut se localiser directement et proliférer aux trompes et aux ovaires, et créer d'emblée une Salpingite ou une Salpingo-Ovarite. (La connexion de ces deux organes détermine de préférence une Salpingo-ovarite).

D'autres causes adjuvantes, fièvre typhoïde, appendicite, fièvres éruptives, fièvres infectieuses peuvent-elles aussi déterminer des Salpingites, ou Salpingo-ovarites, l'infection se propagerait alors par la voie sanguine.

Cette Salpingite peut se manifester soit insidieusement, soit brusquement et donner au début quelques signes de péritonisme (douleurs vagues dans le ventre) qui généralement s'améliore par le repos au lit.

Une douleur aiguë dans les fosses iliaques (parties latérale et en bas de chaque côté du ventre) avec répercussion dans les jambes, dans les reins, douleurs augmentant d'intensité par la marche, et se calmant par le repos au lit.

Des désordres très marqués dans les règles, pertes

blanches, règles difficiles et douloureuses, absence ou exagération dans les pertes menstruelles.

Constituent les deux gros signes fonctionnels de la Salpingite ou de la Salpingo-ovarite.

L'affection est alors dans sa période d'état et les malades s'inquiètent bien plus des troubles stomacaux, digestifs, et nerveux qu'elles ressentent que de leur état local, cause de leurs malaises.

Et c'est à tort. Car cette Salpingite, cette Salpingo-ovarite est grosse de complications : une péritonite localisée ou même une péritonite généralisée peuvent en être la suite et l'infection gagnant entraîner la malade en quelques jours.

Aussi engageons-nous vivement ces malades à mettre à profit la période d'état où l'infection n'est encore que localisée pour avoir recours à notre méthode élec-tropathique.

Car comme toujours le traitement médical est des plus bénin, repos au lit, injections très chaudes, grands bains, vésicatoire, etc., et comme résultat nul. Aussi faut-il mieux pour eux obtenir la guérison par le courant Electrolyseur qui vu son action sédative et décongestionnante leur rendra en quelques semaines, l'intégrité de leur organes et leur évitera les terribles mutilations que leur réserve la chirurgie.

S'éviter le repos au lit pendant des mois et peut-être des années, jouir de la vie et de ses bienfaits doit être une règle que toute malade soucieuse de son existence doit s'imposer fermement.

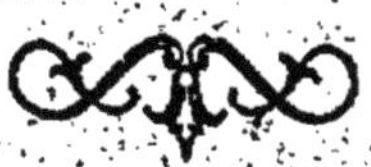

Déviations Utérines

Il y a déviation utérine chaque fois que l'axe de l'utérus, (axe qui n'est par vertical, mais un peu oblique en haut et en avant) a perdu sa position normale.

Des accouchements multiples, l'habitude de retenir les urines, la constipation constante amenant plénitude du rectum, la faiblesse et le raccourcissement des ligaments propres à l'utérus, la métrite par ses inflammations de voisinage, la salpingite par les adhérences multiples qu'elle crée, sont les causes les plus courantes de toutes déviations utérines.

Les symptômes qui les marquent étant des plus diffus, et souvent d'ordre éloigné, les malades ne songent guère à soigner leur déviation. Aussi arrivent-elles à absorber les médicaments les plus divers (et cela sans succès) avant qu'elles ne puissent connaître la cause exacte de leurs malaises.

Effectivement les douleurs diffuses dans le ventre, la pesanteur dans le bassin, les troubles stomacaux, digestifs et nerveux, les vertiges, les maux de tête qu'accusent les malades éloignent plutôt du diagnostic.

Aux antéversions, antéfléxions, rétroversions, retrefléxions et déviations latérales, la médecine courante ne sait que faire d'utile. Vainement vous propose-t-elle le port de pessaires, qui blessent et peuvent être cause d'infection, si par hasard il y a manque de surveillance dans leur application. Ce n'est pour elle que période transitoire, le pas fait en avant pour préparer la malade aux bons offices du chirurgien qui, bistouri et pinces en mains s'évertuera par des coutures de fixer l'utérus à la paroi du ventre, ou de raccourcir les ligaments de l'utérus. Opérations graves et qui font courir aux malades les plus grands dangers.

Il est complètement inutile de s'exposer à tous ces risques car la Méthode Electropathique, est ici la cure de choix et la guérison est absolue sans le moindre aléa. Les résultats merveilleux obtenus par les maîtres de l'Electricité médicale sont un sûr garant de ce que nous promettons. Aussi citerons-nous textuellement la conclusion que tire M. Bordier.

(Les femmes se trouvent mieux d'un traitement électrique pour toutes ces lésions de forme et de situation, que de tous les autres remèdes illusoires et souvent dangereux, ainsi que des pessaires, des ceintures et autres instruments détestables qui sont le pis-aller de la Médecine).

Cette conclusion catégorique d'un maître s'impose et ne demande aucun commentaire.

Les malades peuvent donc être sûr du succès et avoir certitude, en employant nos électrolyseurs ou nos électro faradiques, d'avoir à leur disposition des appareils réellement scientifiques, et capables de leur donner guérison. Car ils ne réalisent que la mise à portée de tous de la méthode vraiment curative et sans danger des affections diverses de la matrice.

TABLE DES MATIÈRES

MALADIES DIATHÉSIQUÉS

TROUBLES. — ORGANES GÉNITAUX DE L'HOMME

TROUBLES. — ORGANES GÉNITAUX DE LA FEMME

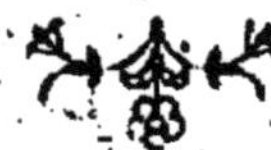

AUXERRE-PARIS. — IMPRIMERIE A. LANIER

www.ingramcontent.com/pod-product-compliance
Ingram Content Group UK Ltd.
Pitfield, Milton Keynes, MK11 3LW, UK
UKHW020213130726
13696UKWH00002B/900